大展好書 好書大展

大展好書 好書大展

鈣長生寶典

落合敏／著
彤　雲／譯

24
健康天地

前言

鈣是在體內含量最多的礦物質。

體重六十五公斤的人，大約擁有一公斤的鈣質，其中九十九%都集中於骨骼與牙齒。

那麼，一%的鈣在何處呢？那是包含在血液與肌肉中，發揮維持生命的重要作用。

如果沒有鈣，血液無法隨時凝固，流血不止，就會引起很嚴重的問題了。

此外，鈣也具有維持人類體液，保持弱鹼性的作用。

鈣質的功能不僅如此。一旦鈣質流失，骨骼會變得柔軟，容易斷裂與彎曲。關於鈣質的作用，已經成為一般健康常識了。

除此以外，停經後的女性大多罹患骨骼疏鬆症。骨質的成分如鈣、磷、蛋白質減少，使骨的組織呈海棉狀，為一大可怕的疾病。在這種狀態下，骨骼變得非常脆弱，因此些許的撞擊，就會使腰部或手腕折斷。

甚且，罹患骨骼疏鬆症以後，每一個骨都變得脆弱，最後無法承受身體的重量，很自然地就會朝向有內臟的前方傾斜。因此，脊椎受到前方的壓迫，而引致壓迫骨折，背骨彎曲。老年人的駝背，原因就在於此。

但是，國人確有缺乏如此重要的鈣質疑慮，這是由於我國土壤與飲水中，鈣質比歐美少的緣故。

進入體內的鈣質，雖然希望鈣一直保存在體內，但是基於生理作用，會排至尿中。

人類的血液一〇〇公克中，約含有十㎎的鈣質，而一旦減少了一％，全身就會產生異狀。

因此，一定要好好地補充鈣質。

成長發育中的孩子和妊娠中的女性，特別需要鈣質的補充。此外，在授乳時期，也必須要多補充鈣質。

本書簡單明瞭地，為各位敍述如何有效地攝取鈣質，哪一些食品中含有鈣，應該要攝取何種鈣質食品較好，以及使頭腦變得聰明的鈣質攝取法等等，相信藉此一定能維護你和家人的健康。

落合　敏

目錄

第二章　效果卓越的吃法

第三章　鈣質優良食品

第四章　檢查危險的飲食型態

第五章　含有豐富鈣質的食譜

第一章

你的鈣質充分嗎？

因鈣質的缺乏而產生的疾病

由於「美味水」的流行，在超級市場與百貨公司都大量銷售礦泉水。礦泉水中所含的礦物質，到底是一些甚麼東西呢？礦物質是一種營養素，如：鈣、磷、鎂、鐵等種類繁多。

在人體內，含量最多的礦物質就是鈣質。

最近，看到許多營養學的報導，發現鈣質不足。

當然，一般骨折或骨駱變形，不能說是因為鈣質不足之故。

但是，以骨為主的製造身體基礎的鈣質，如果不好好攝取，一定會引起各種疾病和現象，成為全國嚴重的問題。

最近更可悲的，聽說是連孩子的骨骼都變得脆弱了。早晨的朝會中，稍微站立長久一些，就會昏倒。在跑步時，覺得呼吸困難而昏倒的孩子也非常多。某間學校的老師看到孩子吃過午餐以後，孩子們吃許多藥，教室的垃圾箱中堆滿了藥物包裝紙，因而感嘆不已。

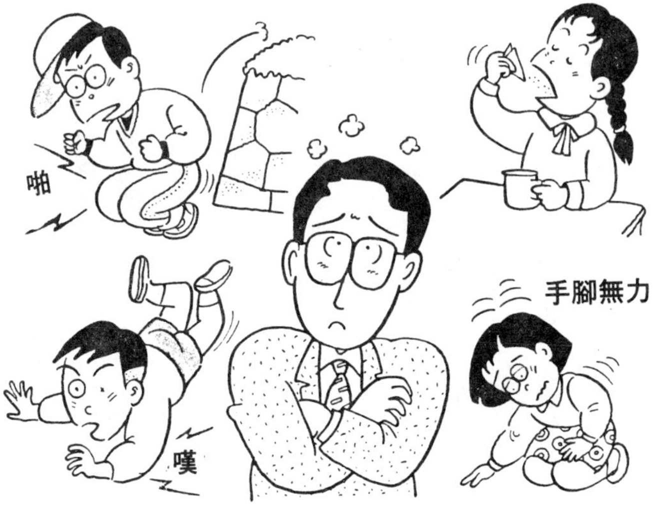

其中最引人注目的，就是骨骼脆弱的問題。我在孩提時代，骨折等傷害是學校中的話題，但是現在都已經成為大眾化的傷害了。和朋友打架，而折斷手臂；或是從較高的地方往下跳，而折斷了腳；甚至是稍微跌倒，就折斷了手的現象不勝枚舉。

這是絕不誇張的事實。只是「跌倒」、「摔跤」等輕微的撞擊，就會動輒引起骨折。上體育課時，骨折事件層出不窮。以常識來推判，有老師在一旁監督，應該不可能會發生這種事才對。因此，我認為這應該說是因為兒童的骨骼較為脆弱的緣故。

一旦骨骼脆弱以後，不只是會骨折，也會引起脊椎側彎症的疾病。這疾病是從前方和後方看身體時，發現脊椎朝側面彎曲或扭曲的疾病。不只是朝側面扭曲，也可能朝後方彎曲，一旦惡化，不只會使肺功能降底，對心臟也會造成惡劣影響，是非常可怕的疾病。

罹患脊椎側彎症的兒童不斷地增加。根據調查，每五十人中，就有一人會罹患這種疾病，數字相當高。

僅僅身高不斷伸展，看起來壯碩的兒童，最重要的體力卻不斷地減退。而且，骨骼容易骨折、彎曲，這對於兒童的未來而言，並不是一種好現象。

醫生詢問骨折的孩子們，大部分的孩子都會告之以「不喜歡吃魚」。許多孩子也不吃蔬菜和牛奶。

這些食物都含有豐富鈣質的食品群。當然，不能說營養的偏差使鈣質不足，而導致孩子容易骨折。但是，僅僅是身高伸展，卻無法求得縱橫的平衡的孩子，卻不斷地增加。也就是只有身高伸展，體內各器官卻沒有配合成長。

身高增加的傾向看起來似乎外觀不錯，若沒有伴隨橫的成長出現，是不平衡的成長方式，容易對骨骼造成負擔。也就是說，骨骼容易受到損傷。因此，一些身材高大的孩子，也特別容易骨折。

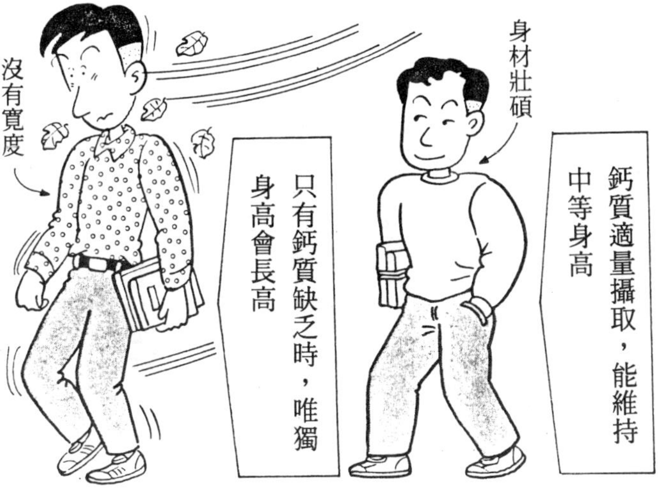
沒有寬度
只有鈣質缺乏之時，唯獨身高會長高
身材壯碩
鈣質適量攝取，能維持中等身高

必須注意的是，僅僅身高長高，並不表示近來兒童的體型已經傾向於歐美化。我認為這傾向的產生，是缺乏鈣質的症狀之一。

鈣質研究的拓荒者，大阪大學的片瀨淡博士明治中葉時，就已經在其著作『鈣質醫學』中，指出這一現象。

根據片瀨博士的說法，一旦鈣質缺乏之時，「身高會不斷地伸展」；但是，若均衡而適量地攝取鈣質，「身高會是中等的」。

因此，與外國人相比，雖然目前國人的身材高大，卻不是可喜的現象。

原本攝取充分的鈣質，骨骼會變硬而強韌。輕微的跌倒應該不致於骨折。

但是，鈣質缺乏使骨骼的新陳代謝不順暢，

一點點小意外就容易骨折。

現代兒童支撐骨骼的肌肉孱肉

現代兒童不只是骨骼方面有問題，體力不足也會使肌肉變得孱弱。

如果說孱弱的孩子很多，也許各位會感到驚訝，但是現狀卻非常嚴重。無法吊單槓或做伏地挺身的孩童相當多，即使腹肌很有力，最多也只能做五下，所以整體而言，肌肉孱弱。

這一類孩子經常骨折，也是理所當然的情形。骨骼本身一旦缺乏鈣質，就很容易骨折。保護骨骼的肌肉孱弱，一旦跌倒或體力不足，就會立刻疲倦，而且容易受傷。

肌肉孱弱的原因，不只是因為體力不足或運動不足，鈣不足也是其中的原因之一。

為甚麼呢？因為肌肉的收縮與舒張，和鈣質具有密切的關係。遇到意外事件發生，負責維持肌肉一定的緊張度，正確傳達肌肉的興奮，增強肌肉結合組織的作用，就是鈣質。

因此，一旦缺乏鈣質，肌肉的機能衰退，就會形成骨折了。

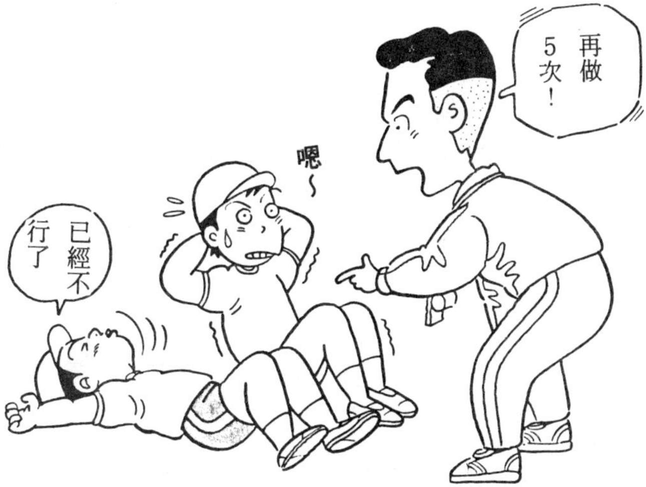

目前，有所謂的美食傾向，四處充斥著口感良好的食物。一般人對於含豐富鈣質的魚類卻不屑一顧，甚至鮮少吃魚。

而且，含有許多會使體內的鈣質流失的磷酸鹽加工食品或速食品，比以前增加了。

在成長期，不能夠攝取到不可或缺的營養素，無法使縱橫成正比地發展，當然無法培養健全的骨骼。

再者，即使要從事運動，僅僅是利用足球等強化下半身的運動，也無法產生效果。

如果不是利用游泳，透過全身運動來鍛練肌肉或骨骼，則沒有任何意義。

此外，假如不在戶外充分晒太陽，體內就無法製造出維他命D。維他命D有助於鈣質的吸收，如果沒有在戶外遊玩的機會，就會變得鈣質缺乏，身體孱弱。

從小學三年級開始，高學年的孩子會出現所謂的「成長痛」。稍微做激烈運動，身體就會疼痛。這是喜歡運動的孩子，或身體高大的孩子容易出現的現象。

這正是為骨骼塑形，或是使骨骼變硬，變得強壯的鈣質所引起的麻煩。

但是，鈣質缺乏，最可怕的問題在於骨骼或牙齒變得孱弱，然而從外表看來，卻沒有任何明顯的變化。鈣質缺乏的孩子們欠缺集中力，情緒不穩定。鈣質除了具有強化骨骼與幫助消化的作用以外，也能使神經穩定。

一旦鈣質缺乏時，經常出現在大人身上的焦躁或壓力等症狀，也會以不同的形態出現在孩子身上。因此，缺乏耐性，不喜歡讀書的孩子相對地增加了。甚至有學者指出，導致不良行為、暴力等情況遞增的孩子比比皆是，就是因為鈣質缺乏所致。

鈣質的重要作用之一，就是保持神經功能的正常化。

飯野節夫說：「鈣離子具有抑制腦神經細胞的興奮作用。一旦缺乏，就會引起病態的異常興奮狀態。但是，如果腦神經細胞內充分保有鈣質，則機能能夠完全運作，即使遇到精神的打擊，也不會動搖，能夠若無其事地度過。而且，鈣的保有量愈多，精神的疲勞就癒少，

●不良少年與受虐兒的背景

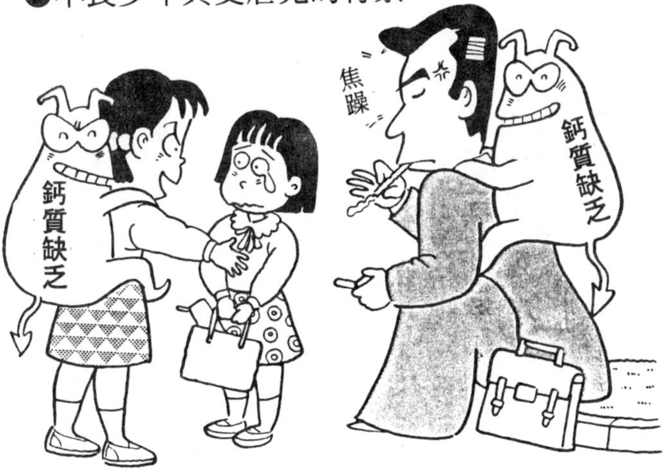

恢復較為迅速。

在缺乏鈣質的狀態下受傷、生產或受到刺激，與鈣質得到充分的補充狀態下相比，會產生強烈的疼痛感。對於些許的壓力或打擊，也會變得非常敏感，因此精神很容易動搖。如果經常感到焦躁，動不動就發脾氣，就表示鈣質缺乏。」

這是他的敍述。

川島四郎先生認為，死守輕井澤山莊一〇〇天，與警察作戰的聯合赤軍，只靠著速食品、麵包和罐頭食品維生，一直過著沒有生鮮食品的飲食生活，而變得狂暴，藉此可以說明精神狀態與飲食的關係。

在這些人受到拘留期間，川島先生負責監督他們的營養，將飲食內容轉換為鈣質含量較多的

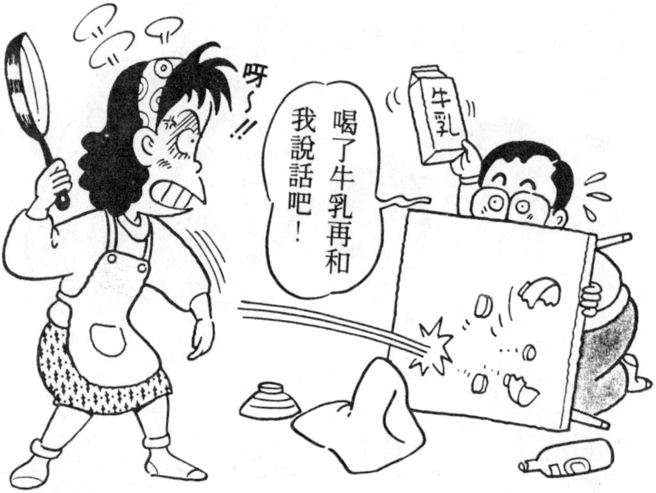

食物，使他們的精神重新得到了穩定。

在歐洲的修道院，修道者每天都飲用大量牛乳，理由是飲用大量牛乳，容易維持滿腹狀態，能夠達到抑制性慾的效果。

以醫學觀點來看，人類在空腹時，性慾的確會增多。只要不會肚子餓，就不會做出怪異的行為。此外，牛乳成分中的鈣質，也具有神經鎮靜化的作用，所以這種習慣的確非常合理。

在我們的體內，情報的傳達，神經細胞膜的透過性性質的變化，而陸續傳達至其他神經細胞，以及必要的組織。這時，如果細胞外液中的鈣濃度降低，細胞膜的功能會變得不穩定，對於刺激就容易感到興奮。

缺乏鈣時，容易焦躁，充分攝取鈣，就能使

精神穩定，理由就在於此。

在來到現任大學以前，我曾經在私立學校教職員公會擔任營養科會長。到醫院工作時，也曾見過焦躁與鈣質具有密切關係的例子。

焦躁是一種精神狀態，對男性而言，通常會以壓力的形態表現出來。對女性而言，一旦焦躁時，就會形成歇斯底理的狀態。

我所工作的醫院一旦出現患有歇斯底理症的女性時，醫生會開出精神鎮靜劑的處方。情況嚴重時，就會注射鈣質。為了治療疾病，雖然要接受精密檢查，但確知是鈣質缺乏以後，為了防止歇斯底理，而在給予鎮靜劑的同時，也注射鈣質。

換言之，鈣質的確可以當成治療焦躁的一環。雖然導致歇斯底里的症狀不只是因為缺乏鈣質，但是鈣質的缺乏確實為其要因之一。

鈣質缺乏會導致失眠

某位朋友因為失眠而感到煩惱。她在丈夫的公司裡幫忙，白天必須面對一大堆的數字，當然會持續緊張。夜裡躺在床上時，還是會擔心這一天的工作是否有誤，而無法成眠。

本來她就是一個神經質的人，很容易焦躁，常陷於失眠狀態中。

於是，我設計了一些含有豐富鈣質的食品給她，並建議她在就寢以前喝一杯牛奶。不久以後，她打電話告訴我，她已經能夠睡得很好了。

後來，我總是會很有自信地推薦失眠的人，攝取鈣質含量豐富的食品。

一般而言，我們的身體是白天活動，晚上休息。也就是具有日周規律，所以一天的疲勞，必須要透過夜晚的休息，才能夠消除。

但是，時下的「二十四小時活動型社會」，導致因失眠症而感到煩惱的人增加。躺在床上也難以入睡，可能直到清晨才會進入深沈的睡眠。因為短時間的睡眠就必須起身，當然會導致睡眠不足。

快眠、快食是健康的指標，即使很早躺在床上，半夜清醒好幾次，或是到了黎明時分，一定會清醒的人，也許會感到非常煩惱。這些睡眠的煩惱與鈣質有密切的關係。

我們的體內具有一點的規律。一天中，晝夜的身體功能完全不同，進行控制的就是自律

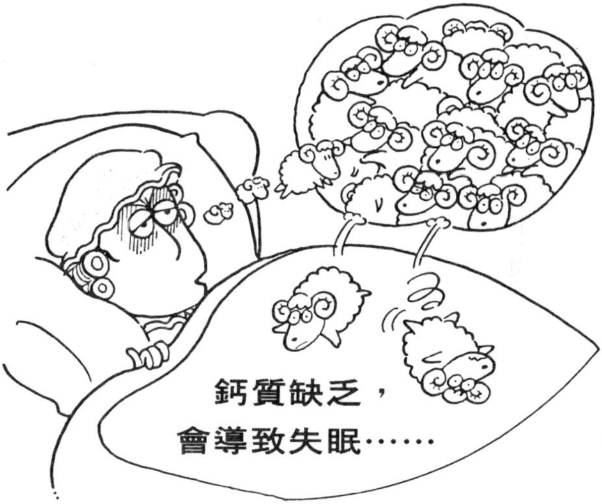

神經的交感神經與副交感神經。

白天時，交感神經發揮作用，促進肌肉及內臟功能活絡。到了夜晚時，副交感神經會節制包括心臟的活動、血壓、呼吸與腸胃等器官的作用，以達到去除白天的緊張，緩和疲勞的目的。

也就是說，白天努力地工作或讀書，晚上休息一天的生活型態，是人類與生俱有的最適合規律。透過睡眠，能使白天積存的壓力都消除。擁有良好的睡眠，到了第二天早上，就能擁有清晰的頭腦和充滿元氣的身體，以迎向新的一天的開始。

如果無法成眠，這些壓力消除作用就會消失。

一般人的睡眠型態如下：剛入睡的一、二個

小時內，會進入深沈的睡眠，然後睡眠漸漸疏淺，一直持續到第二天早上為止。此外，在睡眠較淺的時候，也可能會做夢。

話題似乎有點偏離本題了。有人說，如果做有彩色的夢並不好。但是，我從未曾聽說做彩色的夢，對精神或肉體會造成不良的影響。任何人都會做夢，很多人在早晨醒來時，就忘記了自己曾做過甚麼夢。我們會做夢，就表示曾擁有睡眠，有助於消除壓力，所以根本不需在意做夢的問題。

因為神經的煩惱，而感到焦躁，因失眠而感到煩惱的人，通常睡眠較淺，甚至到天亮都無法入睡。因此，會產生缺乏食慾，全身倦怠，性慾減退的二次性的症狀。

神經上的煩惱大多是來自於工作場所的人際關係，或是工作上的問題。此外，兒童在白天受到強烈的刺激而過於興奮，也會無法成眠。

要消除失眠的症狀，要去除焦躁或興奮，就必須要安定神經。可是，有一些人躺在床上時，想著一些在白天所發生不愉快的事，或是覺得很懊惱氣憤的事情，想這想那，而一直感到煩惱不已。

因此，神經變得更加緊張，原本在白天活動的交感神經，也會再次在夜晚活動，就會形成惡性循環，變得無法成眠。

睡覺以前，一定要儘量避免刺激，絕對不要攝取促使興奮的食物，這是首要條件。一定要多攝取能鎮靜焦躁，含有大量鈣質的食品。最近，在百貨公司健康食品專櫃販賣的鈣劑，也可以使用。

鈣質不足時，就寢的時候，可能會覺得焦躁，頭腦無法放鬆，引致無法成眠。

如果空腹，血液中的鈣質會下降，所以不吃任何東西，空著肚子睡覺，反而會因焦躁而無法成眠。

這時，一定要積極地攝取鈣質。就寢前，喝一杯牛奶，是很好的睡前飲料。

鈣質的收支

國人的營養所需量，鈣質約六〇〇毫克左右。

但是，吃下去的鈣質並不是完全由腸來吸收，予以利用。因食物的不同，吸收的比例也不同，有的最多能吸收五〇％，而有的只能吸收一〇％。換言之，每天身體所吸收的鈣量多則三〇〇毫克，少則一〇〇毫克。

那麽，體內的鈣質排出了多少呢？在尿中，為一〇〇～二〇〇毫克；糞便中，除了殘留在食物裡，未被吸收的鈣之外，會排出五〇～一五〇毫克的鈣質。

有人說，進入體內的鈣質與排出體外的鈣質是互相平衡的。順利的話，一天會有三〇毫克鈣質殘留在體內；反之，一天則會有三〇毫克的鈣質從體內流失。

如果一天有三〇毫克鈣質流失，一個月則會有九〇〇毫克鈣質由體內流失，一年則為十公克。單純的計算，二〇～六〇歲的人就有四〇〇公克的鈣質流失。

假設體重五〇公斤的人擁有一公斤的鈣質，四〇〇公克則為其四〇％。由於體內的鈣質有九九％都存在於骨骼中，因此骨骼中的鈣質相當於所有鈣質的一半，所以應該要重視每天鈣質的收支。

目前，國人都有缺乏鈣質的傾向。

其他的營養素幾乎都能滿足一天的所需量。一般而言，維他命A、B_2、微量營養素都較少，而在營養過剩的時代中，熱量超出一〇％，蛋白質則超出二〇％。

只靠鈣質是不夠的

（根據1987年的國民營養調查）

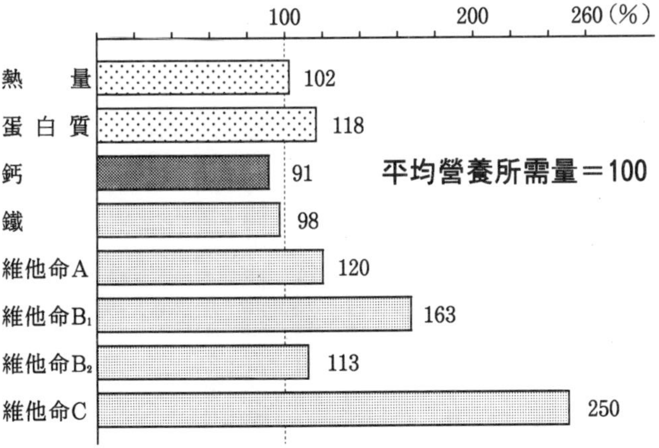

（營養素攝取量與平均營養所需量的比較）

大約從一九六〇年起，就呈現攝取過多的營養素與缺乏營養素的狀態。

根據國民營養調查顯示，鈣質缺乏是長久以來的現象。

目前，國人一天的鈣質所需量為六〇〇毫克，比外國少。美國、俄羅斯、法國等國家，一天平均約八〇〇毫克。

外國的鈣質所需量比我國多出二〇〇毫克，這意味著國人更需充分攝取鈣質了。

因骨折而臥病在床的老人增加

現在，不再像十年前，經常可以看到一些彎腰駝背的老太婆。反之，一些熱衷於運動的銀髮族增加了。

由於這個現象，使現代人誤以為老人都很有元氣。但是，進入高齡化社會以後，臥病在床的老人卻不斷增加。

最近，經常出現的情況，是因為腰痛而「臥病在床」。甚至有的女性只是蹲下身來提一籃雞蛋，便閃了腰；有的男性則是為了穿襪子，也閃到腰了。

臥病在床的原因之一，就是骨折。

老年人很容易因為不小心跌倒而骨折，從坐姿轉換成站姿時，一不小心便造成骨骼的龜裂現象。現代的老年人，骨骼很容易發生異常狀況。

許多專門整骨醫師認為，老人的骨折會出現在關節，是因為腳的肌肉孱弱之故。

腳的關節與關節之間，有稱為半月板的軟骨。邁入老年以後，膝蓋上下的肌肉孱弱，就好像拉長了的橡皮筋一樣，所有的重量置於軟骨上。

因此，關節會疼痛，動不動就跌倒，很容易感到疲勞。不只是腳，隨著人類年齡的增長，腰會彎曲，背骨也會彎曲，身高會縮短。

雖然大家認為這是老化現象，而不了了之。但是，腳痛或腰痛等疼痛，若不是當事人，恐怕無法了解個中的痛苦。我要強調的是：唯有依賴鈣質，才能解決這些問題。

骨骼呈蓮藕狀的骨多孔症

骨骼老化較快的人，從三〇歲時就已經開始了。六〇歲的人有六成，七〇歲的人有七成，八〇歲的人，幾乎全都有骨折的現象。

濱松醫科大學教授井上哲郎先生調查顯示，一九八六年時，四〇歲以上的骨質疏鬆症發症數全國約四五〇萬人，比起前一次的調查（一九八〇年）的三八〇萬人，更增加了許多。根據井上先生的說法，男女別的發症率以女性佔壓倒性多數。而且，根據推算，步入高齡化社會以後，發症數勢必會增加。

骨骼老化時，最危險的就是骨多孔症（骨質疏鬆症），即骨中有許多小孔，有如浮石一般，出現空隙的疾病。

由外加諸力量於脆弱的骨骼上，就會輕易地折斷或變形。背骨可能會出現在肩膀或別的地方，此乃因人而異，各有不同。例如，只要出現了背骨，便無法支撐身體的重量。不僅是骨折，甚至柔軟的骨也會被摧毀得身高縮短。

每一個人多少會出現骨多孔症，原因就在於製造骨骼時，缺乏重要的鈣質，而使骨骼變得脆弱。可是，製造新骨的新陳代謝機能，隨著年齡的增長，也會衰退。

隨著年歲的增加，鈣質的吸收率不良，也會造成問題。腸胃器官衰退後，食物的消化吸收不良，血液中的鈣質會缺乏。

以前，老嫗因腰痛的毛病而去就醫，醫生會告之以年紀大了，當然會腰痛。醫生將其視為一種老化現象，不知其所以然，也不了解其治療方法，令醫生們感到很困擾。現在，骨骼疏鬆症在所有疾病中，可說是最多的一種，所以骨骼疏鬆症已經被列入是一種疾病了。

那麼，甚麼樣的人較容易罹患骨骼疏鬆症呢？

實際上，在以前的童話中，經常會出現一些彎腰駝背的老婆婆角色，而老公公則大多是腰部挺直。由此可知，自古以來，女性就比男性更容易罹患骨骼疏鬆症。容易罹患骨骼疏鬆

所有疾病中最多的疾病──骨質疏鬆症

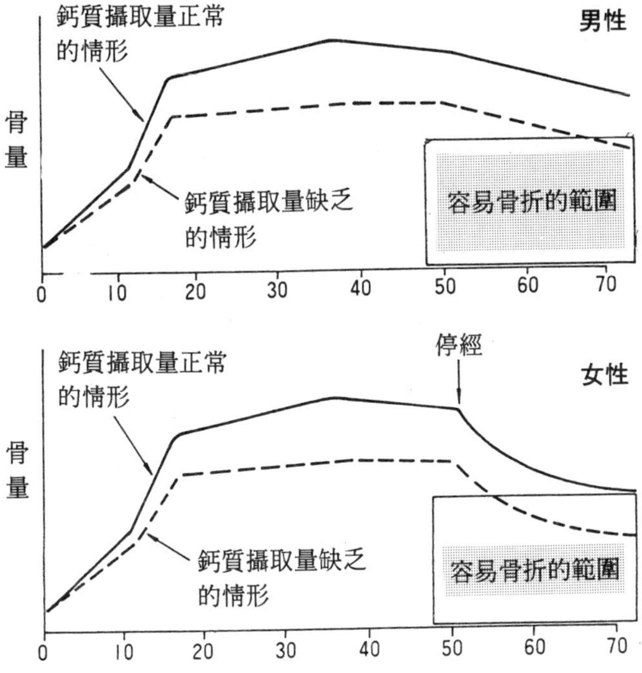

一生中骨量的轉變

症的，首推女性，而且以更年期以後的女性較多。

關於女性罹患骨質疏鬆症的情況較多，根據東京都老人綜合研究所，疫學部長松崎俊久先生，對女性較多罹患骨質疏鬆症的說法如下：

「鈣質的作用是得到女性荷爾蒙的支撐。但是，女性停經的同時，女性荷爾蒙銳減，骨無法代謝，因此出現鈣質大量流失的現象。」

新生兒的骨量，男孩與女孩並沒有太大的差異。小學時期，由於女孩成長快速，因此比男孩更具有體力。

但是，男孩卻會不斷成長，肌肉發達，而成為男性壯碩的身體，骨骼也變得粗大。一生中，骨最強、最粗大的狀態，稱為最大骨量。不論男性或女性，從三〇歲到四〇歲之間，達到最大骨量，然後隨著年齡的增長，骨量漸漸減少。

原本女性的骨量就比男性少，以相同的速率減少時，當然骨量就會變得更少。不過，雖然骨量會產生變化，不論老年人或年輕人，僅從身體的外觀來看，並不會產生明顯的變化。

即使骨量減少，也不可能會看出臂骨變細或變小。外觀並沒有太大的變化，但是實際上骨量已經減少到一半。換言之，只是維持原有的外觀，但內部卻呈中空狀態，這實在是很可怕的事實。

骨質疏鬆症是典型的骨老化現象，也可以視為整個身體的老化現象。

老人與女性的鈣質會大量流失

骨骼是鈣質的滙集處。當血液中的鈣質不足時，就會有大量的鈣質從骨骼中流出。這時，負責調節鈣質的，就是副甲狀腺荷爾蒙與女性荷爾蒙，隨著年齡的增長，這種荷爾蒙分泌不良。因此，鈣質就很容易從骨骼中流失。持續這種狀態，骨骼隨之變得脆弱，而且形成很多小孔。

調查骨骼的鈣質狀態，以老年人和年輕人相比，老人骨骼的鈣質的流失，比年輕人更快一・五倍。

老人鈣質的吸收能力大量減退，而無法吸收的鈣質，隨著糞便和尿液一起排出，排出體外的量比年輕時更多。貯儲減少，而又不斷地消耗，當然會導致慢性鈣質缺乏。

因此，隨著年齡的增長，必須下意識多攝取鈣質，原因就在於此。

待老年以後，骨骼中所使用的鈣質含量，體重一公斤相當於六～七毫克，由骨中流失的

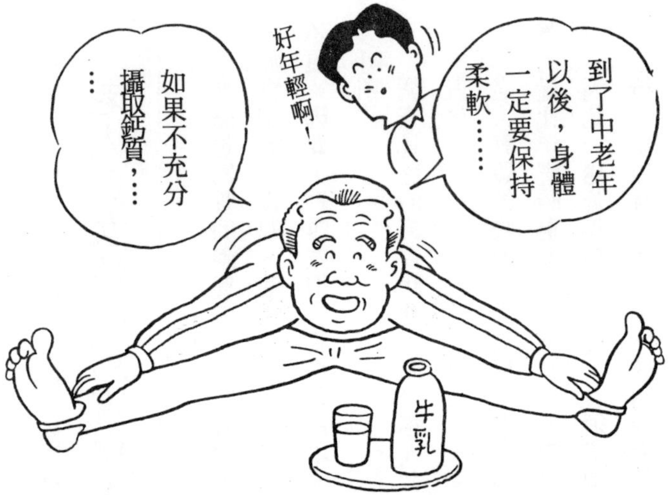
到了中老年以後，身體一定要保持柔軟……
好年輕啊！
如果不充分攝取鈣質，……
牛乳

，約為一〇～一二毫克。因此，為了預防骨質疏鬆症，一天必須攝取約一〇〇〇毫克的鈣質。

諾丁是最早提出人體缺乏鈣質，便會引起骨質疏鬆症的人。在英國，以罹患骨質疏鬆症的人和沒有罹患的人相比，結果發現在營養方面，蛋白質並沒有改變，而鈣質的攝取，罹患骨質疏鬆症者，有明顯減少的趨勢。此外，罹患骨質疏鬆症的人，腸的吸收不艮；在糞便中，可以看到許多未經消化就排出的脂肪，而沒有罹患骨質疏鬆症的人，幾乎都沒有這種現象。

一般而言，隨著年齡的增長，腸的整體功能會衰退，而腸的鈣質吸收能力也大量減弱。罹患骨質疏鬆症的人，即使同年齡，比起不罹患骨質疏鬆症的人而言，腸吸收鈣質的能量也會減少。

究其原因就是腸的老化，而使功能減退。此外，維他命的作用隨著年齡的增長，也會減少，這也是有所關連的。

骨多孔症不只是老人，也是停經後的女性必須警戒的症狀。停經後，副甲狀腺荷爾蒙與女性荷爾蒙的平衡崩潰，荷爾蒙的調節不順暢。因此，骨骼會變得脆弱，而容易罹患骨質疏鬆症。有鑑於此，停經前後的女性，比任何人都更需要積極攝取鈣質。話題再回到老人身上。

骨折是大家所擔憂的事，而最嚴重的是中老年者。老年人與年輕人特別不同的地方，是在股骨的頭部，也就是股關節附近的骨頭容易骨折。萬一這部分骨折，就不只要進行單純的骨折治療了。

陷入這狀態以後，不論是坐起身來或移動身體，都必須要假借他人之手，也就是成為「臥病在床的老人」。洗滌或上廁所都需要他人幫助。

即使長壽，卻一直過著臥病在床的生活，也是無意義的事。最重要的是「生活的落實內容」。

高齡老人更需要注意，雖然不致於因為缺乏鈣質而難以補救，但是一經察覺到缺乏鈣質，就必須要立刻予以補充。

鈣質缺乏會使血壓增高

最近，引人注目的就是高血壓與鈣質的關係。

關於高血壓，根據奧勒岡健康科學大學教授D・馬克隆教授的說法：「用老鼠來做實驗，結果發現鈣質具有降血壓的作用，這在美國已經成為定論了。」

另外，詹姆士・索瓦茲根據疫學研究的結果，說明高鈣質食與血壓的降低有密切的關係，「每天攝取八〇〇～一二〇〇毫克的鈣質，可以防止高血壓的發症至某種程度」。

無庸置言，動脈硬化症、高血壓症、腦中風或心臟病等，都是中老年者特有的症狀。減少鈣質的攝取，更會危及健康的養老生活。

京都大學的岡本耕三教授，研究在實驗室所飼養的老鼠的血壓，比較在出生時，就在飼料中加入充分鈣質的老鼠，以及故意使鈣質缺乏的老鼠的血壓上昇度相比。這時，鈣質缺乏的老鼠血壓相當高。但是，給予充分鈣質的老鼠，血壓卻不會上升。換言之，鈣質的缺乏對於血壓的上昇，具有決定性的影響。

鈉過剩與鈣缺乏的關係

學者馬克隆在美國，把血壓高的人及正常的人，分為各種年齡群進行營養調查。想要了解一個人要攝取多少鈣質？以及高血壓的人和血壓正常的人之間，血壓是否具有差距？同時，也針對鈉、蛋白質、脂肪及其他營養素進行調查。

令人驚訝的，是高血壓者，尤其是男性，工作旺盛而罹患高血壓的人，鈣的攝取方式，與同年齡沒有罹患高血壓的人相比，有明顯減少的趨勢。

不只是如此，照理而言，高血壓者應該會攝取大量的鈉。但是，卻與沒有罹患高血壓者攝取等量的鈉。

到目前為止，還是有很多人相信「高血壓是由於鈉攝取過剩所造成的」。但是，從這時

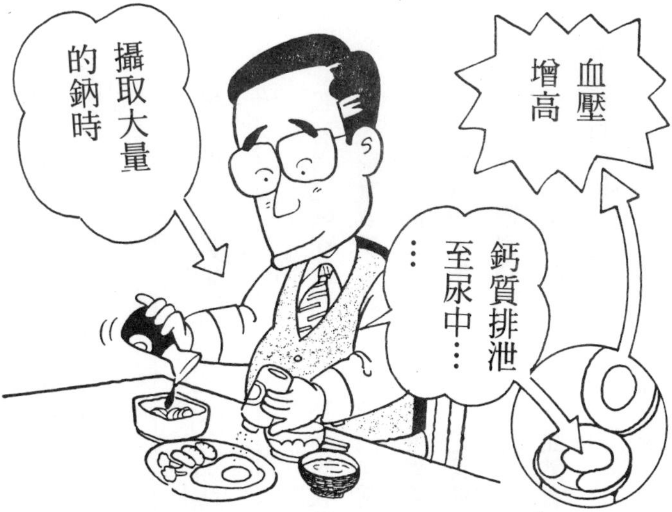

候起，我們對這種想法已經抱著一大疑問了。

與其說是鈉攝取過量，還不如說是鈣攝取不足，才是造成高血壓的原因。

因此，日本的山形縣與秋田縣，高血壓患者較多，與其說是鈉攝取過量，還不如說是鈣攝取不足。

但是，仔細想想，不論是鈉攝取過剩，或是鈣缺乏，都不是很聰明的方法。鈉過剩的效果與鈣缺乏的效果非常類似。

大量攝取鈉，鈣會在尿中排泄。因此，大量攝取鈉的人，即使再怎麼努力地攝取鈣質，也會使鈣質排泄至尿中，而導致鈣缺乏。

的確，在日本東北地方，也許鈉攝取過多，但是由於鈣的攝取缺乏，而更助長了鈣缺乏。

關於這一點，日本神戶大學的藤田拓男教授則認為：「細胞中的鈣增加，不只是因為鈣質攝取不足，也很可能是因為鈉攝取過量也說不定。

鈉與鈣不同，大量攝取以後，容易滲入細胞內，而細胞中充滿鈉。這時，就會產生鈉與鈣交換的著名現象。三分子的鈉釋出於外時，會交換一分子的鈣進入細胞中。換言之，大量攝取鈉的細胞，與細胞外的鈣交換以後，細胞內就會有鈣溶入。」這是他的說法。

因此，鈣攝取不足時，如果鈉攝取過量，結果也會使平滑肌細胞中充滿著鈣，而使平滑肌收縮，血壓也跟著上升。

不喝味噌湯的人，容易形成鈣缺乏

秋田大學的島田彰夫教授群，在岩手縣的S町與O町、秋田縣的C町與W町四地區，進行為期一年的飲食生活調查，而了解到味噌湯是各種營養素的攝取源，並且在飲食生活中具有不可或缺的地位。

來自味噌湯的鈣質攝取量與腦中風發生率的相關關係

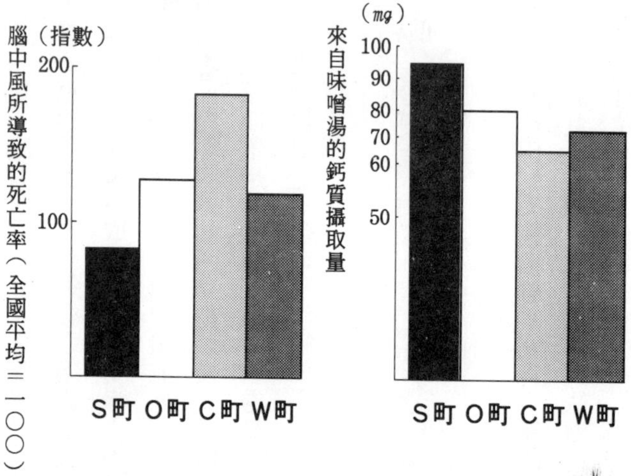

「例如：在任何地區，鈣與鐵一天的攝取量，二〇～二五％都可以利用味噌湯來補充。此外，蛋白質方面，味噌湯占全攝取量的比例，在四地區都達到一〇％以上。這些數字雖然有程度之差，但是在全國各地，應該會有大致的攝取程度。

如果不考慮以這種方式來攝取營養素，而把味噌湯排除於餐桌之外，會發生何種情形呢？

由於鐵分的缺乏，女性經常會出現貧血與缺鐵性貧血等症狀。此外，鈣的缺乏到了中老年齡層以後，會引起骨質疏鬆症這種可怕的疾病。」這是島田先生的說法。

此外，在調查中也發現，來自味噌湯的

鈣攝取量與腦中風的發生率之間，有相關的關係。請參閱前圖表，S町是一天平均約喝二、三碗味噌湯的地區，即利用味噌湯而攝取的鈣質量相當多，所以腦中風所引起的死亡率，在全國平均值以下。

但是，C町一天平均約攝取三・八碗味噌湯，可是由味噌湯中攝取到的鈣量較低，而腦中風的患者特別多。

利用味噌湯攝取的食鹽，雖然量很多。可是，也只有在鈣質攝取量較多的地區，才能夠抑制腦中風的發生，而在鈣質攝取量較低的地區，則會發生許多腦中風的疾病。

換言之，與其遠離味噌湯，還不如重新評估鈣質等重要補給源的價值，在湯裡多加入一些蔬菜，攝取營養價值較高的味噌湯，才是重要的方法。

一天三瓶牛乳，能使血壓下降

接受高血壓治療的患者數，在日本全國各地高達二千萬人以上，而將來有可能罹患高血

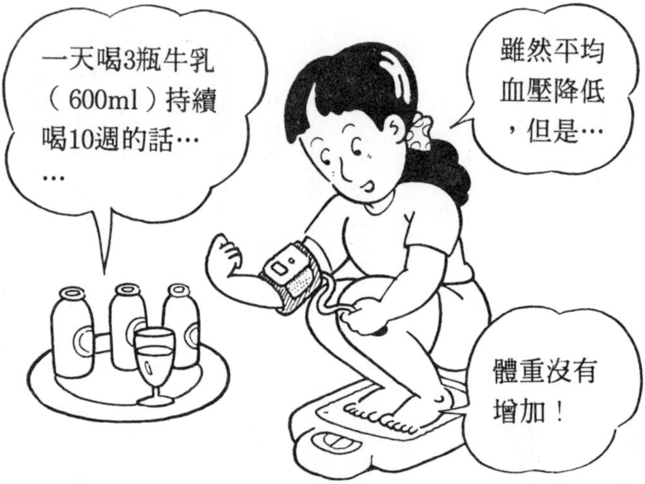
一天喝3瓶牛乳（600ml）持續喝10週的話……
雖然平均血壓降低，但是…
體重沒有增加！

壓的高血壓預備軍，則高達數倍。

基於以上的觀點，進行鈣與高血壓研究的，是國立大藏醫院循環器官科醫長的黑田重臣先生。

黑田先生以大藏醫院的護士學校的學生為對象，進行調查。這護士學校是採取全體住宿制，而且所有的人吃營養師所調配的飲食。

以三種不同的方式，讓一八歲～二一歲的一三一名女性喝含有豐富鈣質的牛乳。

①一天三瓶（六〇〇cc）群

②一天一瓶（二〇〇cc）群

③一天〇～一瓶群

任由她們自由選擇上述三種方法中的方法之一，並調查十週內的血壓。三群人數中，第①群為五八人，第②群為四五人，第③群為二八人。

在早上起床前，當天晚上睡前各測定血壓，將二者的數值平均以後，成為當天的平均血壓。

除了每天的血壓以外，記錄當時的脈搏跳動次數，一週測量一次體重。

雖然是採取全體住宿制，吃的是相同的飲食。但是，由於是年輕女孩，總是會愛吃零食。因此，也要記錄下吃了什麼零食?以及吃了多少等。

當然，有的人並沒有確實測量血壓或記錄零食，因此最後分析的對象為一〇〇名。

結果，一天喝三瓶群，當時的平均血壓為一一四ml，從第三～四週開始，漸漸下降。十週以後，降至一一〇ml。

因為是健康的年輕人，所以顯示了這數字。如果是高血壓患者，相信血壓更是顯著地下降了。

附帶一提，持續喝牛乳期間的體重變化方面，喝三瓶牛乳群或比三瓶更少群，體重並沒有增加。換言之，即使每天喝三瓶牛奶，也不需要擔心肥胖的問題。

目前，即使不需要使用降壓劑的高血壓和邊緣型高血壓患者，在血壓升高時，最後就必須要吃藥了。

具有高血壓遺傳因素的人，很可能會以飲食、生活、環境等為關鍵，最後成為邊緣型或真正的高血壓患者。

但是，要預防高血壓。延緩其升高，這不是不可能的。黑田先生主張，最重要的問題就在於牛乳，即鈣質的攝取。

鈣質與腦中風具有密切關係

衆所周知，日本的腦中風死亡率佔世界第一位，而根據世界衛生組織的調查，以世界各地居民的鈣質攝取量做國際比較中，日本人的攝取量在調查國中最低，每人每天大約為〇·四公克。這攝取量只有第一名的美國與第二名的英國的二分之一。因此，腦中風死亡率最高，鈣質攝取量最低，這資料絕對不是單純的巧合。

為甚麽鈣質缺乏會導致較多腦中風呢?在此，為各位介紹一個頗耐人尋味的實驗報告。

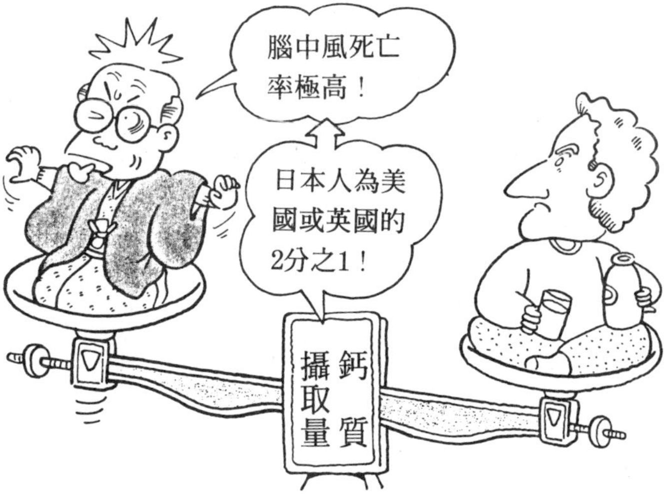
腦中風死亡
率極高！
日本人為美
國或英國的
2分之1！
鈣質
攝取量

這是近畿大學醫學部病理學教室所進行的「高鈣質食的腦中風發症及影響」的實驗。在「腦中風老鼠」的治療中，加入蛋白質和鈣質，調查血壓值、腦中風的發生與生存日數等的影響。除了調查對象的「腦中風老鼠」，是基於遺傳因素九〇％以上，會引起腦中風的飼養老鼠。

同教室的岡本耕造教授（京都大學名譽教授）在一九六三年，就以遺傳的方式製造出能自然發生高血壓的「高血壓老鼠」，引起世界研究者的注目。從高血壓老鼠中，分離出幾乎確實會罹患腦中風的「家族系統」，而成為「腦中風老鼠」。

給予普通飼料的老鼠，血壓增高，由於遺傳的因素，而容易引起腦中風。但是，給予蛋白質與鈣質的老鼠，首先抑制了血壓的上升。接著，幾乎不曾出現腦中風發病的跡象。而且，與給予普通飼料的老鼠相比，大約能長生一·五倍。

關於這理由，同教室的報告是，「所吸收的鈣質直接作用於血管壁的肌肉，或是間接提高蛋白質的吸收、利用，而抑制血壓的上升，有助於防止腦中風」。

日本的腦中風死亡率以東北地方較高，在近畿、中國、四國等地較低。另一方面，日本岡山大學的小林純名譽教授，曾分析日本全國的河水，發現東北地區的河水鈣質含量較少，而中國與四國地方含有較多的鈣質成分，由此傾向分析，認為腦中風死亡率與鈣質的分布有所關連。

由岡山越過中國山脈，來到米子的伯備線，沿線有許多水泥工廠，這裡有許多石灰石，而飲用這附近的飲水的人，很自然地就能攝取到鈣質。岡山大學的小林純名譽教授著眼於土壤性質的不同，因此有的水含有較多的鈣質，有的水只含有少量鈣質，而研究到底飲用甚麼地方的水，會使各個地方的腦血管障礙產生很大的不同呢？

結果發現，飲用大量含鈣水質的地方，腦血管的毛病較少。

這報告在世界上深獲好評。

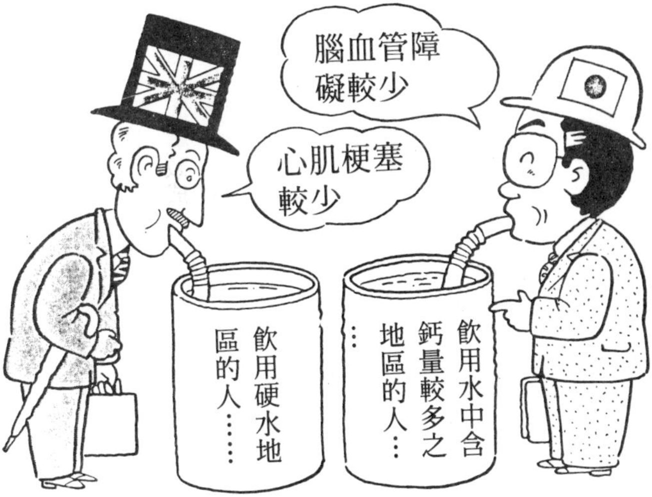
腦血管障礙較少
心肌梗塞較少
飲用水中含鈣量較多之地區的人……
飲用硬水地區的人……

以英國為例，飲用含有大量鈣與鎂的硬水的地區，與飲用幾乎不含這些鹼金屬的軟水的地區比較。一般而言，飲用硬水地區的人較健康，尤其是由冠狀動脈硬化所引起的心肌梗塞，比起飲用軟水地區的人，有明顯減少的趨勢。經由這些研究確認，充分攝取鈣質，就能減少動脈的粥狀硬化。相同的現象也出現在世界各地。

鈣質的缺乏，的確與動脈硬化有關，充分攝取鈣質，就能去除危險，或使危險減少，以防動脈硬化。

此外，根據東北大學的高橋英次元教授的研究，調查東北地方的內陸農村與三陸地方的漁村，四○歲以上居民血液中鈣質與鎂的含量，發現農村部的高齡者大多缺乏鈣質，而腦中風的發生卒也以農村較高。

一旦缺乏鈣質會引起腦中風，其理由之一就是鈣質具有使血管內側的細胞相互牽連的作用。如果血液中的鈣質缺乏，則在血管內側的細胞之間，就出現了空隙，容易積存膽固醇等物質，而導致成人病的發生。因此，也會導致動脈硬化。

動脈硬化是高血壓與腦中風的最大要因，這一點已經不須再多作說明了。經由腦中風老鼠的實驗，各位就可以知道，蛋白質與鈣質具有防止腦中風的效力。

防止動脈硬化鈣質的偉大力量

有句名言：「人隨著血管而變老。」換言之，隨著年齡的增長，血管喪失了柔軟性，而會導致動脈硬化的產生。動脈硬化與鈣質有很密切的關係。

動脈硬化是慢性血管病，會使血管變硬，喪失彈力。因此，一部分的血管會阻塞，血管內壁剝落，組織受傷，而引起出血等症狀。更加惡化時，血管阻塞、脆弱，甚至會引發危及生命的病態。

動脈硬化所引起的腦出血或腦血栓，即使僥倖能挽回一命，也會留下手腳麻痺或失語症等後遺症。

動脈是乾淨血液流通的通路。我們所吃的食物在腸胃消化、吸收以後，經由各種流程，成為身體中不可或缺的營養素，隨著肺所吸收的氧，一起通過動脈血液，輸送至全身。因此，腦或手腳等必要的營養素或氧，不能過與不足，最重要的是能夠平衡地送達全身。

相當於動脈血通路的動脈，隨時都必須保持乾淨的狀態。簡單地說，動脈硬化就是流通於血液的通路形成障礙物，因此循環不良，引起手腳麻痺等症狀。

將血液流程的動脈比喻為高速公路。如果現在腦緊急需要某種營養素，如果高速公路上卻出現了某種阻礙路況，當然營養素送達腦的速度就會延遲。

但是，腦需要儘快得到營養。萬一營養和氧氣來不及輸送至腦，就會引起嚴重的言語障礙症狀，必須確保擁有理想濃度的乾淨血液順暢流通。一旦流通管道上有阻礙物，後果可就不堪設想了。

如自來水管若有泥沙等雜物附著，就會使通路變細，水流不暢，這也是相同的道理。在血管中的泥沙，就是中性脂肪或膽固醇，也是引起動脈硬化的原因。

但是，鈣與動脈硬化有密切的關係。一旦鈣的攝取量不足，血液中隨時維持的一％必要的鈣質量缺少，在骨骼與牙齒中的九九％鈣質，就會藉著副甲狀腺荷爾蒙的作用，釋放至血液中。

長期缺乏鈣質的狀態如此持續下去，所貯存的鈣質就會大量減少，而使骨骼變形，或罹患骨多孔症等疾病。

此外，由骨骼中得到鈣質的血液，也會發生問題，即從骨骼中得到鈣質時，如果只得到不足的分量還好。可是，由於防止量過多的女性荷爾蒙（雌激素）的分泌減少，因此即使補充了不足的鈣質分量，也無法停止鈣質繼續釋出。即使血液中已經得到了充分的鈣質，也無法制止骨中鈣質的流失。

換言之，多餘的鈣質會進入血液中，而這些鈣質沈著於動脈，就會導致動脈壁受損，再加上膽固醇或中性脂肪滲入，就會引起動脈硬化。

因此，為了預防動脈硬化，就必須要充分攝取鈣質。血管中會有鈣質沈著，並不是因為鈣質攝取過量所引起的，而是因為鈣質缺乏所致，希望各位了解這一點。

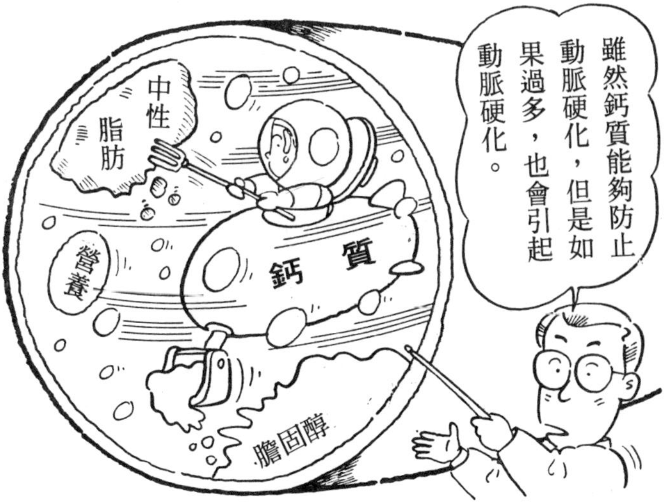
雖然鈣質能夠防止動脈硬化，但是如果過多，也會引起動脈硬化。
中性脂肪
營養
鈣質
膽固醇

經常有人擔心，如果攝取過量鈣質，是否會罹患結石呢？由食物中所攝取的鈣質，未吸收的分量會隨著汗水或尿液排出體外。通常，由食物中所攝取的鈣質，經由小腸吸收至人體的分量，以成人而言，為三〇～四〇％，而其餘的六〇～七〇％則由糞便、汗水與尿液中排泄。

若食物補充充分的鈣質，血液裡，骨骼中都會有充分的鈣質，就不必擔心過多的鈣質自骨骼中流失，也不會引起動脈硬化了。

每當我有機會指導老年人攝取營養時，就會授予他們預防動脈硬化與含有豐富鈣質的食譜，也會和他們談論簡單攝取鈣質的方法。

我想，今後要面對的是高齡化社會，鈣質的重要性，有必要重新予以評估。

土壤中的鈣質含量較少

為甚麼國人的鈣質含量不足呢？關於這一點，原因極為複雜，但是其中的一個主因，就是風土問題。

東京農業大學的五島孜郎先生在其「各國土壤中的鈣質」報告中指出，各國土壤含鈣質成分最多的是法國，日本則不到其五分之一。

因此，在這土壤中所成長的作物，鈣質含量較少。

再加上經常下雨，雨水沖刷地表的一些鈣質，流到河川裡，再運送至海洋中。

有人說，日本的水喝起來非常美味。的確，日本是少數可以生飲自來水的國家。到歐美去旅行時，發現自來水泛白，根本不想喝。在無計可施的情況下，只好買礦泉水來喝，或是以葡萄汁或果汁取代。

歐洲或美國等地水質混濁，證明其土質中含有大量的鈣質。

反觀日本的水喝起來非常美味，遺憾的卻是鈣質含量較少。

由於土壤、水等風土的不同，國人與歐美人的鈣質攝取量也有所不同。除此以外，歐美人吃的奶油、乳酪等乳製品較多。國人不喜歡攝取這一類食品，而使差距更爲加大。

但是，這並不表示日本人模仿歐美的飲食生活型態，就會很理想了。

利用乳製品來補充鈣質的不足，若因而過著偏頗的飲食生活，致使營養均衡失調，很可能會因而釀成災禍，引發其他疾病。

前人不惜任何理論，但是卻有從各種食物中攝取鈣質的智慧。

餐桌上，每一餐一定會端出含有鈣質的食物，如煮豆、海藻沙拉等都是。每一種食物中的鈣質含量雖少，但是不知不覺中，就可以攝取到需要的鈣質。

現在，對於前人能均衡攝取鈣質的做法，有必要再予重新評估其價值了。

胎兒攝取的鈣質

女性從妊娠直到生產為止，必須在自己的胎內孕育胎兒的生命。為期只有十個月，但是對胎兒而言，母親是唯一的依賴。因此，母親的飲食生活非常重要。

妊娠中，母親也必須要攝取胎兒所需要的營養成分。妊娠中鈣質的缺乏，對胎兒或母親都會造成很大的影響。

母體的鈣質由胎兒吸取，因此母親的牙齒會變得脆弱、鬆動，這就證明了鈣質顯著缺乏。

甫出生的嬰兒體內的鈣質量為三〇公克，如果成人體內的鈣質約一公斤，則嬰兒體內含有三％的鈣質。

也許，以長期的眼光來看，在產後慢慢消除鈣質缺乏的症狀亦可。但是，在妊娠中因鈣質不足，導致身體虛弱的女性也不少，這是事實。

那麼，最適合的鈣質攝取量是多少呢？

根據衛生署所規定的所需量，成人一天為六〇〇毫克，老人和嬰兒則需要更多。過了停經期的女性，至少需要攝取八〇〇毫克。

最需要的就是孕產婦。女子營養大學教授古我可一先生說：

「如果不補充胎兒成長所需要的鈣質，則利用到蓄積在母體骨骼內的鈣質，而使母親的骨骼脆弱。生產後，需要含有大量鈣質的母乳，因此，攝取量應該和授乳期中完全相同。」

這是他的說法。

因此，所需的攝取量為妊娠期一〇〇〇毫克，授乳期一一〇〇毫克。

女性在生產後，因為忙於育兒工作與家事，無法恢復正常的體調，很容易閃腰。閃腰的正確名稱是脊椎壓迫骨折，會在肉體勞動或外部受到強力的撞擊時引起。通常，一、二週內就能夠活動。但是，背骨有可能會變圓，身高很可能會縮短。

閃腰並非鈣質缺乏所致，但卻是一大關鍵。

妊娠中需要二倍的鈣質

成人一天所需要的鈣質量為六〇〇毫克，二〇歲的孕婦為一〇〇〇毫克；正值授乳期的母親約二倍，為一一〇〇毫克。

相信各位已經了解到，在妊娠中和授乳期間，鈣質能發揮多大作用了。將妊娠時所需的營養素必要量和鈣質的必須量相比，就更能明白這事實了。

通常，蛋白質一天攝取六〇公克，妊娠前半期為七〇公克，後半期則為八〇公克，增加至平日的一〇～三〇％。

熱量一天以二〇〇〇大卡為標準，妊娠前半期必須再加上一五〇大卡，後半期再加上三五〇大卡，授乳期則必須再加上七〇〇大卡，增加的幅度為七～三五％。

但是，鈣質必須一舉增至七〇～八〇％。由此可知，鈣質實在是非常重要的物質。

然而，鈣質缺乏的現象並非一朝一夕便能有所改變的，因此平常就要多注意攝取鈣質，以便隨時都能迎接新生命的到來。

孩子無法自行攝取營養，只能夠利用母乳與所給予的食物來攝取營養。因此，由母親對食物的好惡，便會導致鈣質的缺乏，而引起很嚴重的成長問題。

不可依賴速食品

不只是漢堡或咖哩炒飯等食物，現在還有鋁箔包的飯菜，只要溫熱以後，便可以食用。身處於這種時代，甚至有人認為，煮飯燒菜會弄髒廚房。

晚上吃速食品的人也增加了。但是，這只會導致油、鹽、糖分攝取過量。此外，另一大害處，就是速食品中含有許多磷酸鹽，由於磷酸鹽的作用，會使鈣排出。

即使在我所任教的大學內，必須細心注意飲食生活的學生們，也過著馬馬虎虎的飲食生活。今後，最令人擔心的，就是飲食生活的問題。這將會使國人鈣質缺乏的問題更形嚴重。

偏重於速食品的飲食生活，一定會使鈣質缺乏。不只是如此，脂肪、醣類、磷攝取過剩，也是導致成人病的原因。

加工食品攝取過量，會使鈣缺乏

鈣的攝取量適當時，飲食中的鈣與磷的比例最好在一～二的範圍內。若這比率顯著偏差，就會妨礙鈣與磷的利用。

經由普通食品的攝取，就能攝取到鈣與磷，所以對於鈣與磷的比例，不必太過在意。不過，檢討目前國人的飲食生活，遺憾的是速食品、保存食品等，磷酸含量較高的食品非常普及。磷攝取過剩，已成為一大隱憂。

鈣的攝取量一天為五〇〇～八〇〇毫克，但是卻會出現磷的攝取量超過二公克的例子。不平衡的攝取方式，會使鈣的吸收與排泄紊亂，而導致鈣缺乏的狀態，因而刺激副甲狀腺荷爾蒙從骨骼中釋出鈣，而使骨質脆弱，加速動脈硬化，引起許多現代病的症狀。

要過著完全不攝取速食品、保存食品等加工食品的飲食生活，是很困難的。要儘可能減少加工食品的攝取，同時攝取含鈣質較多的食品。

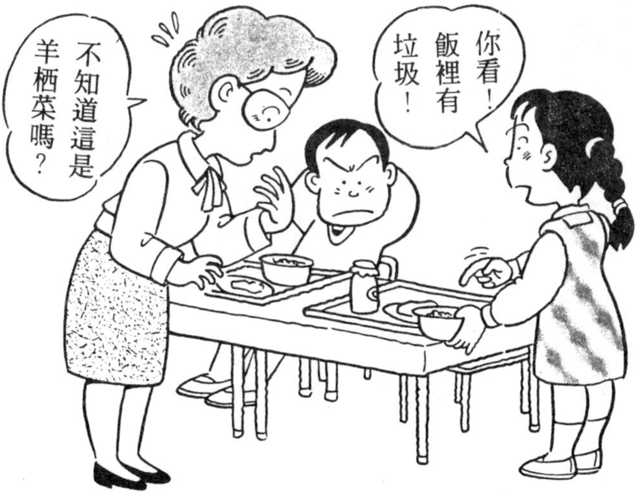

昔日，在餐桌上的大豆、蠶豆、羊栖菜或炒油炸豆腐、海藻沙拉、蕈類料理或小魚等，是含有豐富鈣質的菜。豆類、蕈類、海藻中，都含有天然的鈣質與維他命D。此外，豆類除了含有鈣質以外，還含有蛋白質與使膽固醇下降的亞油酸，以及提高蛋白質效率的維他命B_2。

這些看起來有媽媽味道的粗食，實際上卻是營養均衡的菜餚，也可以從這些食品中，攝取到鈣質。

這些自古流傳下來的食品，可儲存的時間較長，昔日被視為是保存食品，任何家庭中都有。但是，現在國人的飲食卻忽略了魚，而偏重肉食，豆類等食品很少出現在餐桌上，是歐美型的飲食內容。

理由之一就是飲食的傳承文化已經消失了。飲食文化是由親傳子、子傳孫，代代相傳。現在，母親親自下廚的機會較少，速食品的增加，使願意好好燒一頓飯菜的人減少了。而且，能夠真正做出一餐有媽媽味道，鈣質含量食品較多的人，也減少了。

我本身的實際體驗就是「羊栖菜飯事件」。那一次，我到都內的教育委員會所主辦的研修會，進行營養指導的演講。

學校供應營養午餐，但是不知道該如何攝取海藻類的營養，因此詢問了我。於是，我利用羊栖菜，教導孩子適合羊栖菜飯的煮法。

聽過演講的某間學校的關係者，在營養午餐中，做出羊栖菜飯給孩子吃。但是，孩子們卻說營養午餐中有垃圾，而產生了騷動。老師感到萬分驚訝的詢問孩子，原來在孩子把食物吃進嘴裡時，覺得有異物感，問孩子到底是甚麼?孩子都指著羊栖菜，說是垃圾。換言之，孩子根本不認識羊栖菜這種蔬菜。

這些孩子的母親都還年輕，也許在餐桌上，根本不會端上使用羊栖菜的菜餚吧！只考慮到美食傾向，卻無法在餐桌上端出美味的菜餚，實在是件可悲的事。不了解與兒童的健康有密切關係的鈣質料理做法，根本不具有做母親的資格。

肉體年齡三十歲，加減八歲差

營養學的世界有測量人類年輕度的標準。這標準就是實足年齡與實際肉體年齡的差距標準。例如：二五歲的人加減四歲的肉體年齡差，即具有下自二一歲上至二九歲的幅度，所以必須對實足年齡而言，實際肉體可能更年輕，或是更顯老態，具有四歲的差距。

三〇歲為加減八歲差，四五歲為加減一二歲差，五五歲為一四歲，六〇歲則為一六歲的差距，平均壽命為七五～八〇歲時，就會產生一八～二〇歲的差距。換言之，有的人是八〇歲，但是只具有六〇歲的肉體年齡；有的人是五五歲，但是只具有四〇歲的肉體年齡。

為甚麼相同年齡具有這麼大的差距呢？當然因為職業的不同，身體的消耗度也有所差距。此外，從年輕到現在為止，個人環境的差距，會造成明顯的差異。

這些差距的不同，與各人生活條件的不同也有關係，最根本的就是飲食生活的不同。是否能巧妙地攝取均衡的營養，就會造成很大的差距。

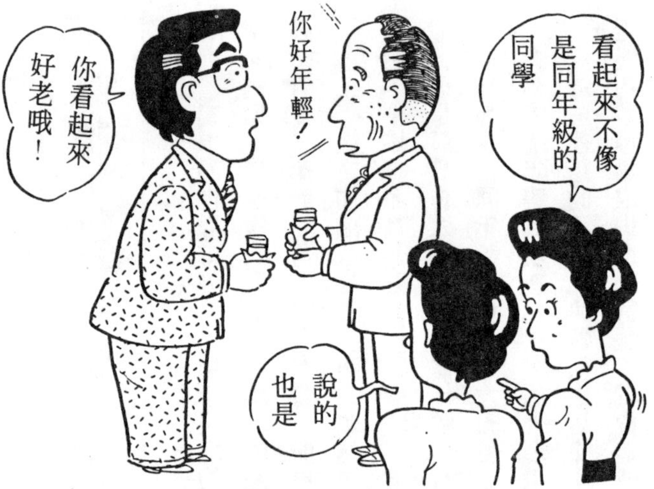
看起來不像是同年級的同學
你好年輕！
你看起來好老哦！
說的也是

大家都可以感覺得到，隨著經濟的成長，每個人的生活都好轉了。在飲食生活方面的傾向特別顯著，變得相當歐美化。

此外，交通建設發達，在工廠或家庭中，機械化的進步，方便的用品不斷地增加，與昔日截然不同的是能夠省時省力，卻減少了人類活動的機會。但是，這種生活環境的變化，不見得會產生很好的結果，像醣類等營養素的攝取過剩，以及運動缺乏等的影響，而使各種疾病增加。

要重視營養均衡，就必須參考厚生省為了創造健康而製訂的飲食生活指針「一日三〇食品」，便能得到人體所需的各種營養素。

如果有一些東西缺乏，或是有一些東西過多，由於過與不足程度的不同，對身體會造成偏頗的影響。雖然並非鈣質攝取不足，立刻就會引起老化現象。但是，鈣質缺乏也是營養平衡失調的一種表徵。

厚生省健康增進營養課技官井上清一先生指出：

「如果不下意識地多攝取乳製品或小魚，很難滿足需要量。」無庸置疑，需要鈣質的不只是老人而已。最重要的，是從孩提時代就要攝取鈣質。尤其是在成長期，鈣質的吸收率提高，這是可以大量把鈣質蓄積在體內的時期，所以要充分地補充鈣質。隨著年齡的增長，骨量會減少至某種程度，要儘量避免骨量的減少，下意識地過著攝取鈣質的飲食生活。

由於鈣質攝取方式的不同，骨折痊癒的方式也不同

對人體而言，最重要的不只是鈣質。蛋白質、磷等，也是重要的營養素。但是，鈣質是人體的基本，能夠製成人體基幹的骨骼，因此是必要的營養素之一。

這麼重要的鈣質，在體內會產生何種作用呢？

鈣質因年齡的不同，使用方式也不同。成長期主要是用來形成骨骼。成長期製造骨骼使用的鈣質，到了中老年齡層時，則必須預防成人病或骨多孔症。

國人因為風土關係，與生俱來鈣質缺乏，所以在建立成長期基礎的黃金時代，一定要好好地補充鈣質，培養骨骼。

我們從食物中所攝取的營養素，經由胃、小腸（十二指腸、空腸、回腸）消化，在消化器官粘膜吸收以後，經由微血管進入門脈，送至肝臟。送來的各種營養素，利用肝臟的作用進行分解，重新組合成身體所必要的成分。

鈣與磷是以磷酸鈣的形態，與蛋白質結合，而製造骨骼與牙齒。骨骼必須利用這些材料，與主要成分鈣質結合以後，才能夠形成骨骼成分。

血液中一%的鈣具有重大的作用

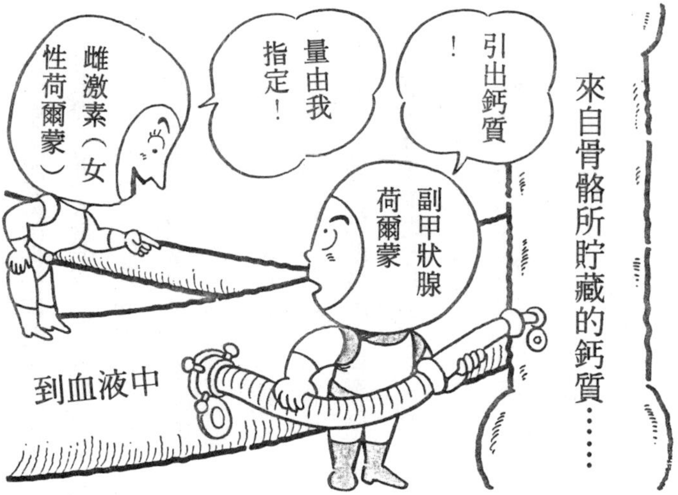

九九%的鈣質成為骨骼與牙齒的成分，而其餘一%的鈣質，又有何作用呢？這些鈣質會輸送至血管，從血管溶入細胞與身體的組織中。

形成骨骼與牙齒的九九%鈣質，成為「貯臟鈣」，就好像是骨骼與牙齒的鈣銀行一般。

進入血液中的一%鈣，則稱為「機能鈣」，能夠鎮靜焦躁的神經，具有安定神經的調節作用。

存在於血液中的一%鈣，是絕對的必要量，待一%的鈣缺乏時，就會從骨骼中釋出缺乏的鈣來。

血液中，一定要隨時保持必要量，而進行控制的是副甲狀腺荷爾蒙，以及稱為刺激素的女性荷爾蒙。

血液中，經常保持的鈣質一旦缺乏，副甲狀腺荷爾蒙就會發出指令，催促骨骼中釋出所貯存的鈣，將必要量送至血液中。負責控制釋出量的，則是女性荷爾蒙。

但是，出現更年期障礙的女性，在停經後，女性荷爾蒙的分泌減少。因此，由骨骼中所釋出的鈣質量，如調節不順暢，便容易罹患骨多孔症。

血液中絕對必要的鈣質量不足時，身體中的酸鹼無法達到平衡。神經興奮作用與抑制神經興奮作用的調節不順暢，致產生焦躁的情緒。附帶一提，對人體而言，最佳狀況就是血液的PH值呈弱鹼性的時候。

在這狀態下的血液非常乾淨。這乾淨的血液輸送至全身，就會覺得神清氣爽，精神旺盛，身體活動自如。

鈣質的有效利用必須要維他命D

有人說，要補救兒童骨骼脆弱的問題，只要在營養午餐中再加上三條小魚，就可以減少

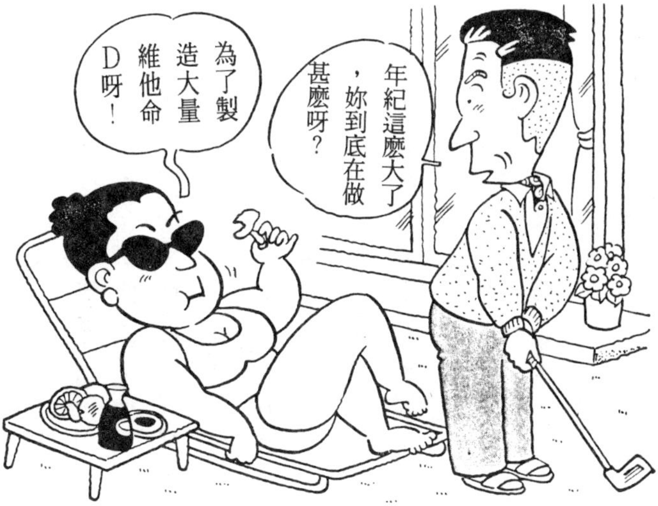

骨折的問題。不只是兒童，骨折脆弱是很大的問題。

骨骼有如鈣的集合體一般，成為骨心的蛋白質，更需要鈣質的結晶來附著，才能夠擁有正常的骨骼。

要使鈣質附著於蛋白質，則必須要維他命D。

維他命D有助於鈣質在體內有效地被吸收。鈣質等營養成分由小腸吸收。鈣質會溶入小腸內壁，宛如細小皺褶一般的突起細胞內，而要使鈣質從腸壁移動至血液中，就需要維他命D。只要有充分的維他命D，即使鈣質的攝取量很少，也能夠有效地被吸收。但是，如果維他命D不足，鈣質再多，吸收量也會很少。

維他命D的正確名稱是骨化醇（Calciferol），有鈣的搬運者的意思。即使充分攝取鈣質，如果不能一併攝取維他命D，鈣質也會無法附著於骨骼上。因此，不只是鈣質，維他命D的幫助也是必要的。

要巧妙地利用鈣質食品，就必須同時攝取含有豐富維他命D的食品。

在鈣質食品方面，不可或缺的食品當然首推香菇了。

香菇是國人的常備食、保存食，廣泛為人所利用，如製造成乾香菇，用起來更為方便。

香菇含有許多潛在的維他命D。「潛在的維他命D」是指香菇中所含的維他命D的量並不多，大多是維他命D的母體以麥角甾醇的型態，包含在香菇中。

麥角甾醇並不具有將鈣質吸收至體內的作用，因此一定要變成維他命D方可。

要怎麼辦才好呢？只要讓陽光（紫外線）照在紫外線上就可以了。這麼一來，麥角甾醇就能輕易地變成維他命D。

因此，如果想要藉著吃香菇而強壯骨骼，必須要吃用陽光晒乾的香菇才行。

不過，近來的香菇很少是以日晒方式晒乾，市售的香菇，大多是人工乾燥的香菇或生香菇。若使用生香菇或人工乾燥香菇時，在烹飪之前，一定要在太陽底下曬一～二小時再使用。

此外，可以和乾香菇吃的食品，也具有非常重大的作用。例如：有一道菜名為香菇煮昆布。香菇和昆布都是煮高湯需要用的材料，藉著這二者相輔相成的作用，而合成的香菇煮昆布，的確是很好的搭配。

蛋白質也很重要

不只是維他命，蛋白質也有助於鈣的吸收。

無庸置疑，蛋白質是生物的成長不可或缺的營養素，是由二〇餘種氨基酸所組合而成的。這些氨基酸中，賴氨酸、精氨酸、色氨酸、白氨酸、組氨酸、蛋氨酸、異白氨酸等加入食物中，能夠促進鈣的吸收。

牛乳或酸乳酪中所含的乳糖，具有促進鈣吸收的性質。除了有促進鈣吸收的物質以外，也有促進鈣排泄或阻礙其吸收的物質，如肌醇久磷酸或草酸等。

在穀物的種子或豆類中，含有肌醇六磷酸。一旦有鈣結合以後，就會形成難溶於水的磷酸鹽。因為難溶於水，所以無法被體內吸收，會直接排泄至體外。

草酸也具有與肌醇六磷酸相同的作用，像菠菜等灰分含量較多的蔬菜中，含有較多的草酸。但是，菠菜的草酸灰分只要煮了以後，就能夠去除。在調理時，多花點工夫就可以了。

日常的飲食中，就含有脂肪，所以對健康人的鈣質吸收而言，不會造成任何影響。但是，如果膽囊或胰臟罹患任何疾病，脂肪的吸收不良時，就會產生問題了。在腸內未消化的脂肪與鈣質結合，會形成不溶於水的物質，而排泄至糞便中，致使鈣質吸收不良。此外，高脂肪食物也會降低腸管的吸收。

食物中的磷和鈣的比例，最好是一比一。不過，通常國人的飲食中，磷的含量比鈣質更多。而且，市面上大量銷售的速食品中，含有很多的磷酸鹽。因此，速食品攝取過量，也是導致鈣缺乏的原因。

敍述至此，相信大家已經了解，僅僅是因為鈣缺乏，而大量攝取鈣，這並不是很好的做法。一定要一併攝取其他食品，還要注意到哪些食物會使鈣缺乏，哪些食物有助於鈣質的吸收。

第二章

效果卓越的吃法

蕈類的維他命D能使鈣質效果倍增

蕈類被視為是預防肥胖或成人病的王牌，成為餐桌上受人歡迎的食物。以營養學的觀點來看，含有抑制膽固醇沈著的香菇嘌呤，以及具有抗癌作用的物質，都是罹患奢侈病的人不容忽視的成分。

此外，蕈類無熱量，纖維質較多，也適合減肥。因此，草菇、玉蕈、金菇、蘑菇等，是每天必須攝取的食品。

此外，蕈類含有豐富的維他命D。

維他命D在小腸有助於鈣的吸收。若缺乏維他命D，特意攝取的鈣質也只能通過體內，無法被吸收，所以維他命D與鈣質應說是二者合而為一的。

過著不能曬到陽光的生活，會罹患骨骼畸形的「佝僂病」疾病，其原因在於維他命D的缺乏，所以要利用日光浴與太陽的紫外線，使維他命D積存在體內。這才是預防之道。

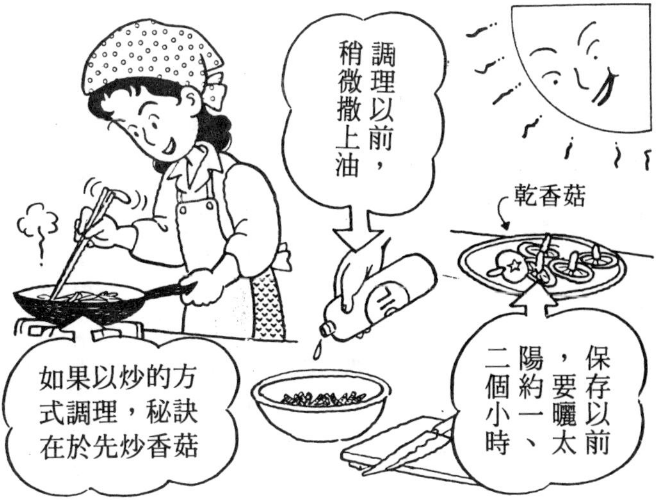
保存以前，要曬太陽約一、二個小時
乾香菇
調理以前，稍微撒上油
如果以炒的方式調理，秘訣在於先炒香菇

蕈類也有這種效果。

原本蕈類是生長在陰暗的地方，不能夠形成維他命D，而蕈類中所含的香菇嘌呤的成分，和人類一樣，曬了紫外線以後，才會變成維他命D。

乾香菇幾乎都是以電氣乾燥的方式進行乾燥，所以在食用以前，一定要先曬過太陽。

草菇或玉蕈曬了太陽以後，也具有相同的效果。此外，乾香菇在保存以前，最好是曬太陽一～二小時。

如此便能形成維他命D，具有能溶於脂肪的性質。因此，在烹調以前，先淋上一些油，使維他命D溶在油中，再和其他材料混合在一起較好。

如果要炒，也要先炒蕈類。如果是要做涼拌沙拉，則要先浸泡在調味醬中，就可以巧妙地利用到維他命D。這就是能引起鈣質效果的秘訣。

與蛋白質搭配，能加速吸收

鈣質具有微量營養素，如果不能求取營養的均衡，就無法得到真正的健康。必須要好好攝取蛋白質、醣類、脂肪，同時還要一併攝取維他命、水與鈣質，由這一點來看，與其每天服用鈣劑，還不如求取每天的飲食均衡，才更具有效果。

含鈣質的食品，包括小魚、牛乳、乳製品、豆或豆製品。這不只是鈣質食品，也是重要的蛋白質補給源。鈣質的吸收必須要有製造蛋白質的氨基酸的幫助，所以能巧妙地與蛋白質搭配，就更能提昇鈣質的消化吸收效率。

那麼，如何挑選好的蛋白質呢?它可作為參考的標準。

分析食品中所含的氨基酸的質與量，說明人類從食物中所必須攝取的氨基酸，究竟含量

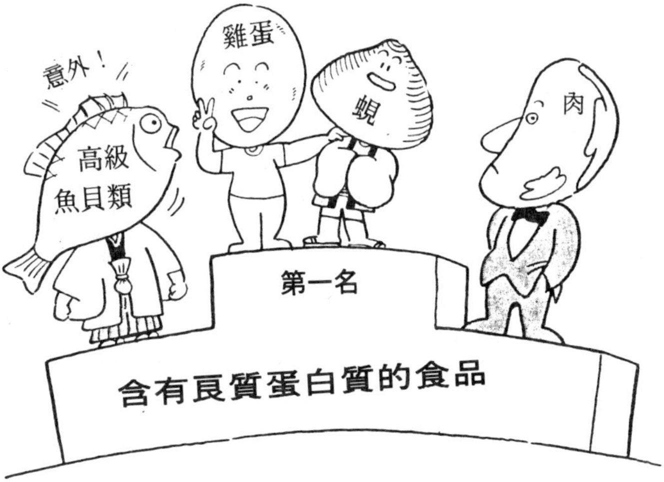

為多少，製作成圖表。蛋白價愈高，愈是屬於良質蛋白質。換言之，就鈣質吸收面而言，也是優良食品。

蜆或糠蝦等，是屬於凌駕於肉或高級魚貝類的蛋白價極高的良質蛋白質，與含有最多良質蛋白質的雞蛋，具有相同的數值，令人感到驚訝！

這些良質蛋白質與鈣質食品巧妙地搭配，就是營養料理的秘訣。如果是小魚或牛乳等蛋白質食品，尙沒有問題；而像蛋白質量較少的蔬菜類或海藻類，也要儘可能在料理材料中，多加入蛋白質食品。

例如：炒蔬菜可以加雞蛋，煮昆布時，可以添加一些沙丁魚。

牛乳或乳酪有助於鈣質吸收

感到不便或忙碌的人，不妨採用牛乳、乳酪或酸乳酪等乳製品。這些都是吃起來方便，而且隨手可得的鈣質食品。

牛乳中所含的鈣質是與牛乳蛋白質、酪蛋白一起，以酪蛋白鈣的形式，包含在牛乳中。這些數微米的細小粒子不論咀嚼或溶解，都不需要花時間，利用起來非常方便。這些細小的粒子覆蓋於胃或腸粘膜，可以保護內臟，免於受到酒或煙等刺激物的侵蝕。

此外，還有一種名為乳糖的乳製品的碳水化合物。在腸中成為乳糖，有助於鈣質的吸收。因此，雖然與魚貝類或海藻類相比，鈣質含量較少。但是，牛乳與乳製品的鈣質利用率較高，將近七〇％可以被吸收。

需要重新評估其價值的，不只是牛乳而已，乳酪也是如此。乳酪是濃縮牛乳營養成分的食品，鈣質含量為牛乳的五倍。而且，因為充分成熟，蛋白質、脂肪、碳水化合物一一都被

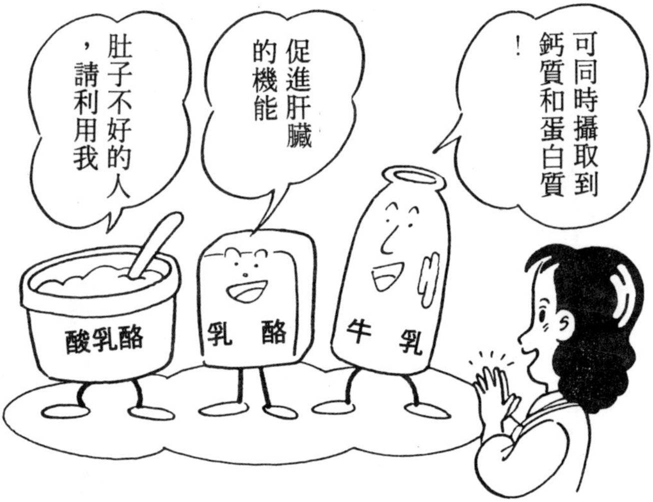
可同時攝取到鈣質和蛋白質！
促進肝臟的機能
肚子不好的人，請利用我
酸乳酪
乳酪
牛乳

分解，成為更容易消化吸收的食品。還有很多促進肝臟機能所必須的氨基酸、蛋氨酸，為其優點。將乳酪當成下酒菜，不只能夠保護腸胃，也能夠保護肝臟。

身為「保加利亞不老不死的」酸乳酪，是牛乳加上酸，凝固而成的蛋白質食品。藉著乳酸菌的作用，使蛋白質與鈣質更加容易消化吸收。喝牛乳會下痢的人，吃酸乳酪就不必擔心了。此外，食慾不振的時候，適當的酸味能促進腸胃消化液的分泌，調節腸微生物的作用。因此，在吃壞肚子的時候，不妨採用這種食品。

記住：每天要儘可能攝取三種乳製品。

醋或檸檬是鈣消化吸收的活性劑

人體內無法製造鈣，因此每天要由飲食中補給。但是，並非在腰痛之後，才在短期內攝取高鈣質的食品，應該要每天累積攝取。

最重要的問題在於即使再如何小心翼翼地挑選菜單，原本鈣質就是難以消化吸收的營養素。例如：吃下一條小魚乾，並不表示一條小魚乾的鈣質都被吸收。如果順利吸收，大約只能吸收五〇%。通常，只能吸收三〇%，其他的都排泄至體外。以醣類而言，消化吸收率為九九%，蛋白質為八〇~八五%。由此可知，鈣質的吸收效率非常差。因此，利用有助於鈣吸收的維他命、氨基酸等的效果，是非常重要的。

可以飲用一些視為鈣質補給源的市售營養劑，但是即使服用再多含有鈣質成分的營養劑，而不能攝取與鈣質配合的飲食，也是沒有用的。任何營養素都是如此，最重要的是要攝取均衡的營養素。

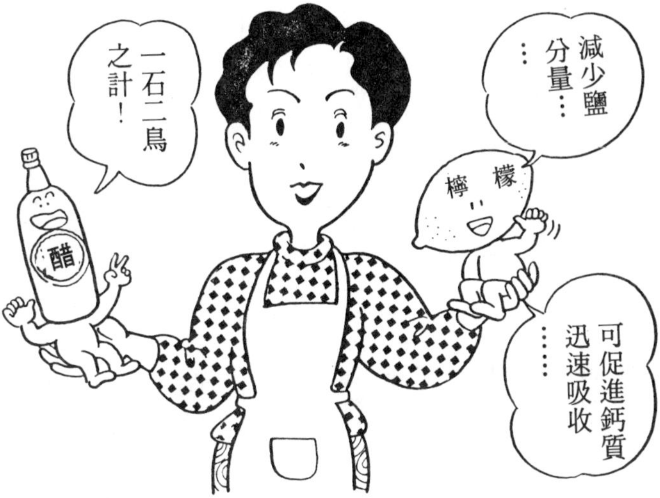
減少鹽分量……
可促進鈣質迅速吸收……
檸檬
醋
一石二鳥之計！

考慮到營養均衡的問題，首先就必須要調整腸胃的環境。要有效利用難以吸收的鈣質，必須要胃或腸消化液的分泌，而要使代謝循環順暢，就必須依賴維他命C。

換言之，對鈣質食品而言，含有這些維他命，能夠促進腸胃分泌的醋或檸檬、梅乾等食品，實在非常重要。醋的醋酸、檸檬或梅的檸檬酸會刺激腸胃，促進消化液的分泌。

此外，酸味不僅能增進食慾、消除疲勞，而且也能減少料理中所含的鹽分量，產生很大的效果。烤魚或黃綠色蔬菜中，含有許多鈣質，即使不淋上醬油，只要淋上醋或檸檬汁，增加酸味，就能使用極少量的鹽分，而做出美味的食品。

昔日，我們便了解高血壓與鹽分攝取過量的關係，所以能夠控制鹽分的攝取，並且利用能同時攝取醋或檸檬的效果，不失為一石二鳥的功效。

僅吃飯或麵包，會使鈣質缺乏

雖然現在是美食時代，但是，在營養問題的探討或演講會中，所聽到有關食物的內容，竟然非常粗糙，這令我感到非常訝異！

早上沒有時間，而不吃早餐。中午時分，每一個餐廳都人潮洶湧，所以只好草草地吃了一些麵，就解決了一餐。好不容易到了可以好好享受一頓的晚餐時，卻只吃漢堡或速食品。漢堡中的蔬菜只有萵苣、小黃瓜和番茄，植物水分、維他命含量較少。另外一般的蔬菜沙拉只是淋上含有許多熱量的調味醬而已。

也許，現在你認為自己還年輕，體力充沛。但是，到了四、五十歲，體力衰退時，就會產生很大的差距。飲食是每天都得做的事情，一直持續錯誤的飲食生活，數年後會後悔莫及。

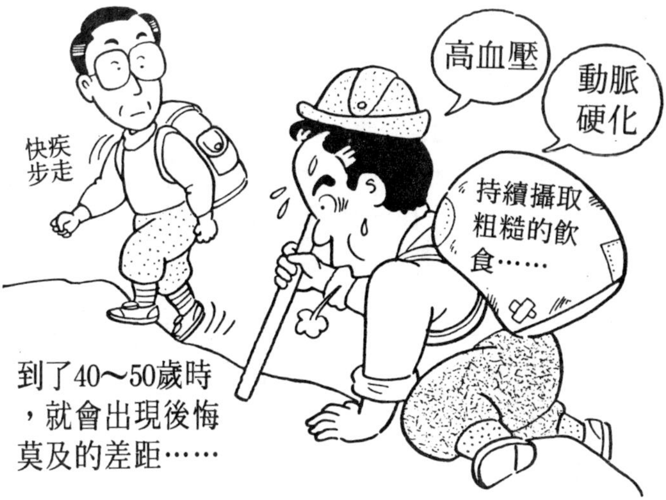
快步
疾走
高血壓
動脈
硬化
持續攝取
粗糙的飲
食……
到了40～50歲時
，就會出現後悔
莫及的差距……

看了這些食譜，首先我要指出的是醣類過多的問題，幾乎都是醣類食品。這種飲食不只會導致肥胖或動脈硬化症。而且，就鈣質的攝取而言，只會造成不良的影響。米或麥等穀物，含有肌醇六磷酸的磷酸化合物。這種物質在體內具有鐵和鈣結合的性質。

換言之，偏重於麵、飯、麵包的飲食，會使好不容易攝取到的鈣質，隨著肌醇六磷酸一起排泄至體外，更會加速鈣質缺乏的症狀。

因此，要在食譜方面多下工夫，攝取均衡的營養。如果是太過忙碌，沒有時間的人，也必須注意一天鈣質的攝取量。

首先，是把咖啡改為牛乳。如果認為「喝牛奶不會清醒」，就喝牛奶咖啡好了。咖啡、紅茶中，儘量不使用砂糖或果醬類。想吃甜食的話，就吃水果來替代。水果的糖分——果糖比砂糖更容易代謝，而水果的維他命、檸檬酸、蘋果酸等，全都是能夠消化吸收活性化的成分。

那麽，午餐又該如何是好呢？要儘量自己做便當，帶到辦公室去吃。如果必須在外吃飯，不要只挑選一種菜色，可選擇附帶味噌湯和蔬菜的定食，而晚餐須要充分補充鈣質與蛋白質。休息中，為了使身體的細胞更新，要好好地攝取成為細胞成分的蛋白質與鈣質，以及能迅速消除疲勞的維他命類。

速食品百害而無一利

由於大量生產，所以速食品的品質較差，為了遮掩這項缺點，而添加了許多使口感良好，能提高保存性的各種添加物。

其代表就是磷酸鹽。為了使速食麵產生彈力與口感，而使磷酸鹽。此外，在提高火腿的

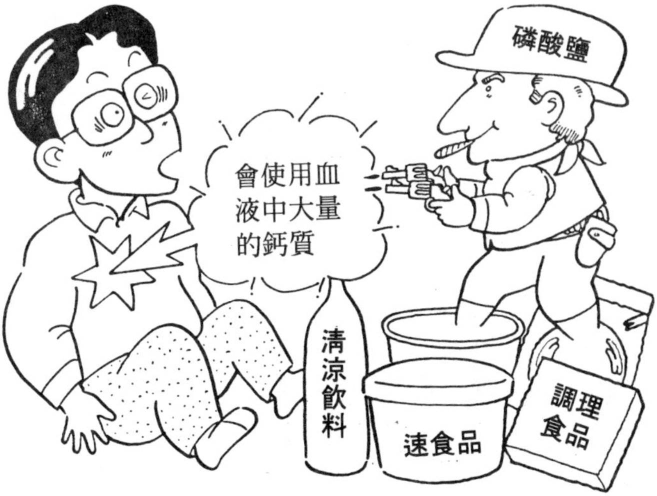

彈力與保水性時，也予以使用。此外，為了使清涼飲料產生爽口感，也予以使用。因此，在各方面都廣泛採用。

營養素磷一旦與鈣質結合，就會成為磷酸鈣。

因此，對於骨骼成分而言，是不可或缺的營養。營養素磷可以從普通的食物中攝取，利用各種食物，就能夠充分予以補充。如果偏重於倚賴速食品的生活，包括所添加的磷酸鹽在內，就會攝取過多的磷。

磷攝取過量對身體不好，因為磷的代謝需要鈣。若要求取均衡的飲食，則磷與鈣的比例為一比一•五。

但是，當平衡崩潰，磷攝取較多時，需要

與磷結合的鈣缺乏，就會大量使用血液中的鈣。基於這理由，含磷較多的速食品攝取過多，就會導致鈣缺乏的結果。

因此，不只要避免添加各種添加物的飲食生活，而且也必須維持磷與鈣的比率為一比二的標準，才是健康飲食。

僅依賴肉食，無助於鈣的攝取

我們所說的脂肪依種類的不同，對人體有正面與負面的作用。

例如：植物性油脂如芝麻油或紅花油，含有亞油酸與亞麻酸等多價不飽和脂肪酸。多價不飽和脂肪酸，指的是能排泄造成動脈硬化原因的膽固醇，使血液順暢流通的物質。此外，也能補給皮膚天然的皮脂，刺激腸，促進排便。如果攝取任意減少脂肪成分的飲食，只會加速老化。

另外，動物性油脂又是甚麼呢？肉與魚的性質成分完全不同。沙丁魚或秋刀魚等含瘦肉

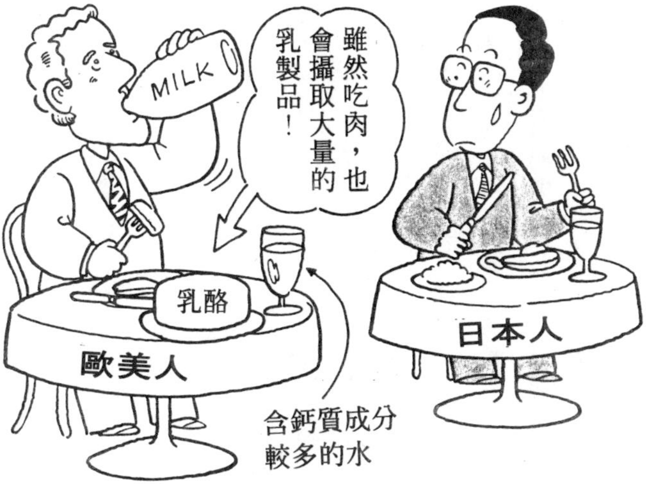
雖然吃肉，也會攝取大量的乳製品！
MILK
乳酪
歐美人
日本人
含鈣質成分較多的水

較多的魚，所含的二十碳五烯酸等多價不飽和脂肪酸，對身體有好的影響。相對地，豬肉與牛肉的油脂則會使血液中的膽固醇值增高。

一旦肉類的油脂在體內與鈣結合以後，會直接排泄掉，因此好不容易攝取的鈣，最後全都流失了。

那麼，為甚麼歐美人不會出現缺乏鈣的傾向呢？這是因為水和土壤中鈣質成分的不同所致，而歐美人也會大量攝取牛乳、奶油等食品，因此不致於導致鈣缺乏。國人與歐美人相比，會吃許多肉，營養並不均衡，當然會造成鈣缺乏。因此，按照各國情況的不同，以及配合自古以來的習慣，而採用的飲食生活，才是最健康的飲食生活。

煙使鈣難以吸收

有人認為「抽煙會使人瘦」，這是一大誤解。也許是食慾受到抑制吧！尼古丁或焦油等有害成分會抑制胃的活動，使食物難以消化吸收，因此，會長疙瘩或有便秘的煩惱。如果你打算生兒育女，最好是下定決心，戒除毒素積存在體內的煙。

此外，香煙還會導致動脈硬化，以及致癌和形成潰瘍等原因。

包括腸胃在內，心臟、肺等各內臟功能衰退。因此，消化效率不佳的鈣，迅速通過腸胃的消化器官系統，而因為鈣缺乏，變得焦躁，又會情不自禁地去拿煙來抽了。

無法戒煙的人，請充分補充海藻類。紫菜、裙帶菜、昆布葉等海藻，含有能抑制尼古丁之害的甲基蛋氨酸，以及增強身體粘膜，保護身體不受侵襲的維他命A和使血壓平衡的鈣質，積極排泄體內毒素的纖維成分等，是對抗成人病不可或缺的營養素。而且，也是不必擔心肥胖的無熱量食品。

和食與洋食孰優孰劣

麵包和飯食，何者有助於攝取鈣質呢？

以二者相比，發現其鈣質攝取量大致均衡。只要具備有關鈣質的知識，就可以擬出很好的菜單。

以麵包食的情況而言，不喜歡吃魚貝類，也不吃豆腐和味噌湯的人，可以積極攝取牛乳和乳製品。不要飲用甜的可樂，而喝牛乳。吃零食或用餐的時候，要選擇使用乳酪的菜單。此外，沒有食慾的時候，可以利用酸味來刺激腸胃，利用酸乳酪藉著乳酸菌來調整腸內。

儘量避免攝取含飽和脂肪酸較多的肉類食品。

想吃牛排時，儘量選擇含油脂成分較少的部位。

喜歡吃西洋食品的人雖然吃得並不多，但是，大多會攝取過量導致動脈硬化與高血壓原因的飽和脂肪酸。因此，攝取牛乳或乳製品時，以選擇低脂肪者較好。

那麼，喜歡和食的人又如何呢？

味噌湯、佃煮等小魚或昆布、醋漬菜、裙帶菜、紫菜、納豆、豆腐等，都含有豐富鈣質的食品。在海外，「日本食品」也有很高的評價，這是理所當然的事情。若主菜是魚，副菜是蔬菜，這種食譜便能減少鈣質不足的傾向。

何種魚含鈣質較多？

最近，有關成人病的研究正如火如荼地進行著。大衆傳播媒體上所報導的成人病的研究，其健康食譜幾乎都是以魚貝類為主。由於這些食譜能預防動脈硬化，又毋須擔心發胖，因此，最受人歡迎。

最近，不只是日本餐廳，一些高級餐廳也是以魚貝類為主食。但是，盛裝在豪華餐具中的比目魚、鯛魚、鱸魚、鮪魚等高級魚，其實並不含有豐富的鈣質。例如：鮪魚的鈣質量與米飯相同，甚至有磷含量為米飯的二倍以上。鈣與磷的比例不是一比一・五，而是一比五〇

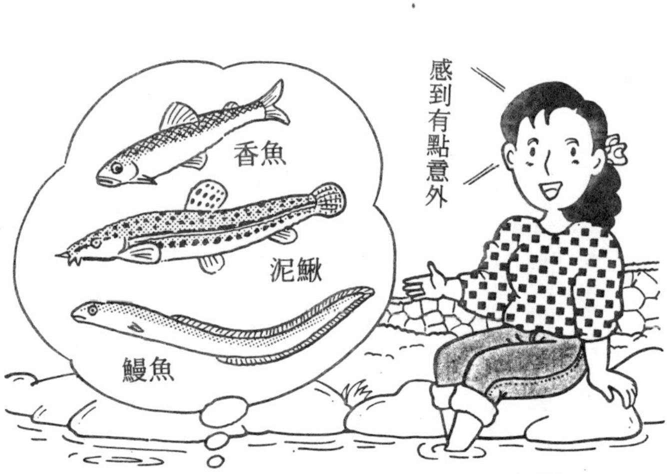

淡水魚貝類也含有許多鈣質

以上。

因此，必須考慮到哪一種魚含鈣質較多。請記住香魚、若鷺、田螺等淡火魚貝類，含有較豐富的鈣質。

我出生於櫪木縣。以前，餐桌上幾乎都沒有海魚，偶爾從海岸地方運來曬乾的魚，只有在節慶時，才可以看到魚出現在餐桌上。但是，我還是記得自己吃了許多魚貝類。到底吃了些甚麼呢？就是在附近田裡可以抓到的泥鰍、鯰魚、鰻魚、田螺等。

泥鰍可以烤來吃，也可以放在味噌湯中一起煮，食譜富於變化。雖然不像住在海域一帶的人一樣，有吃海菜的機會。但是，可以利用從池、沼、河川等捕撈到的魚貝類，攝取到豐富的鈣質。

也許，各位會覺得泥鰍或鯰魚難以入口。但是，香魚或杜父魚等淡水魚，卻都是高鈣質食品。此外，沙丁魚和秋刀魚也不容易忽視，含有EPA（二十碳五烯酸，為魚脂的一種），具有使鈣質有效吸收的作用。

由此可知，與其認為餐廳或料理店的食譜中，鈣質含量較多，還不如說應用在家庭料理中，才能攝取到豐富的鈣質。

因魚部位的不同，鈣質含量也不同

在報章、雜誌上所介紹的美食，已蔚為風潮。書店中的食譜也令人目不暇給，介紹以往未曾採用過的素材和新的料理法。若想要吸取食物或營養的情報，是很困難。

一些人在看了最新情報或美食料理以後，會認為「這的確是很美味的做法」，而有的人則認為「真是太浪費了」。

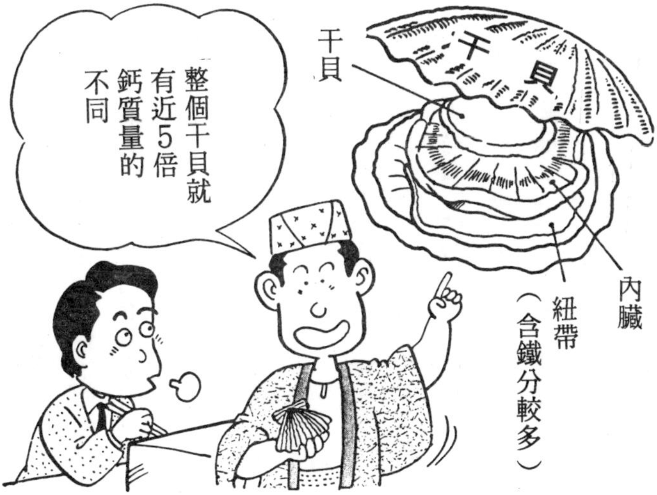
整個干貝就
有近5倍
鈣質量的
不同
干貝
干
貝
內臟
紐帶
（含鐵分較多）

用奶油炒切成薄片的干貝，或是做成奶油焗干貝亦可。有一小部分人會只吃紐帶的部分，這實在是奢侈之舉。為甚麼呢？因為整個干貝便有近五倍鈣質量的差距。紐帶的部分含鐵分較多，所以在用干貝做料理時，絕對不要只採用一小部分，而要完全吃下。

還有利用鮪魚做生魚片的吃法。鮪魚經常是生魚片的主角。但是，由於價格不菲，所以鮮少有人只點購脂肪較多的肥生魚片來吃。在價格昂貴的時候，也只能吃一些瘦的生魚片。以味道而言，也許會覺得並沒有甚麼不同，但是風味卻迴然相異，這不同處就在於維他命D的含量。

肥瘦各異的生魚片，鈣質含量並沒有太大

的差異，而蛋白質的含量也大致相同。

但是，能提昇鈣質吸收效率的維他命D含量，肥生魚片為瘦生魚片的四倍。不能只靠肥生魚片來補充鈣質，若和海藻等鈣質食品一起攝取，就能夠有效地吸收鈣質了。

相同的食譜，鈣質含量亦各異

過年時，經常會煮一些雜燴來吃。雖然是雜燴，但是在各縣市與各家庭中都不同，有的人是把餅烤過了再拿去煮，有的人則是燙過以後，再放進去煮。

有的人是做成味噌湯的口味，有的人則是做成清湯口味，依照菜碼種類的不同，可分為關東風味和關西風味。

關東風味是以清湯爲主。最近，可能是因為受到當地豪華雜燴的影響，也會加入一些雞肉或草菇。但是，吃起來還是會比其他地方清爽。

那麼，關西風味又如何呢?使用鹽分較少的白味噌，含有豐富的蛋白質與鈣質。再加上烤豆腐和生湯葉，營養價值就更高了。因此，關西風味的雜燴，較能攝取大量鈣質。
即使食譜類似，但是因為挑選的菜碼不同，營養價值也完全不同。以壽司卷為例，油炸壽司含有四倍以上的鈣質。海苔也是重要的鈣質食品，但是一次可以吃的量較少。
以湯來探討，玉米湯和奶油湯則以使用牛乳的奶油湯鈣質含量較多。但是，並不能因而經常喝奶油湯，因為經常使用鮮奶油，會導致熱量的增加，而引起肥胖或動脈硬化。
相對地，利用蔬菜或雞骨所煮的玉米湯，鈣質較少，但是由骨所煮出的水溶性蛋白質含量極多。而且，卡洛里較低，如果要預防成人病，建議各位喝玉米湯。

利用火鍋料理，亦可攝取到鈣質

每天吃火鍋料理，如沙茶火鍋、石頭火鍋的人相當多，甚至有的人在夏天也吃火鍋。
就鈣質的攝取而言，是我建議各位採用的吃法。火鍋所使用的食品，如草菇、白菜、豆腐、茼蒿、昆布等，都是高鈣質食品。而且，也有魚和雞的蛋白質的補充，營養價值非常高

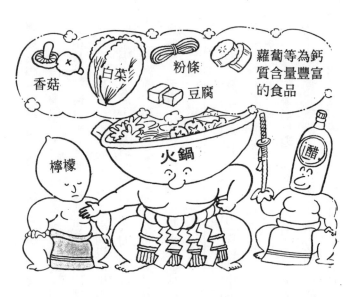

。

在吃法方面，以營養價值來探討，這也是非常合理的方法。火鍋大多是先吃魚、肉、蔬菜等，飯是最後吃。

換言之，先攝取到不可或缺的蛋白質、鈣質與纖維等成分，就不必擔心醣類的攝取了。

來自於蔬菜或魚的甘甜味，或是溶解出維他命的高湯，吃了之後，也可以攝取到溶解於水中的營養分。

放在湯鍋中，略燙後立刻吃，比起炒青菜而言，維他命的損失會更少。

此外，儘可能在佐料汁中，加入醋、檸檬、柚子等酸味。

利用醋或檸檬等酸的力量，能有助於吸收

鈣質食品的養分。

砂糖攝取過量，會導致鈣質缺乏

感到疲倦時，會想要吃甜食。在現代生活中，可以吃到蛋糕和點心，雖然這麼做很方便，但是想要利用含有豐富砂糖的點心類來滿足食慾，有必要仔細考慮了。

砂糖攝取過量，會引起各種痲煩，其中之一就是使血液中的中性脂肪增加。第二項缺點就是會使脂肪與皮下脂肪增加，為導致動脈硬化與肥胖的原因。

砂糖在消化途中，會分解為容易吸收的單糖類，這時必須要鈣質。

由此可知，砂糖攝取過剩，會產生許多害處。因此，使用砂糖時，要儘量減量，或是使用精製度較低的黑砂糖。使用黑砂糖時，能留下相當多的鈣質等礦物質。而且，只要使用少量，就能夠產生甜味。

貝殼類的汁液不要丟棄，一併攝取為秘訣

蜆、文蛤、田螺、蛤仔等，含有飲酒後使肝功能恢復的維他命B_{12}，以及創造美麗肌膚的B_2等維他命。同時，也是鈣質含量豐富的食品。許多需要喝酒，而又無法喝牛乳的人，可以在平常多吃一點貝類，補充鈣質的缺乏。

鹽燒貝類、奶油烤貝類、酒蒸貝類等，可以做出的美味食譜非常多。予以食用，就能夠攝取效果極高的營養成分。但是，如果以烤的方式盛盤後再吃，貝中所流出的汁幾乎都吃不到，而溶解在汁中的維他命或鈣質，就浪費了。為了完全能吃到所滲出來的汁，最好是採用清湯、味噌湯、雜炊等方式，做成連汁都能吃的料理。尤其是用味噌湯來煮貝類，加上做高湯的成分昆布，以及味噌的鈣質，就能提昇鈣質的效果。蜆等貝類一個一個地吃，覺得很困難的話，用來煮味噌湯是最理想的吃法。

除了貝類，像蜆或文蛤等雙片貝，擁有豐富的鈣質，蠑螺或田螺等卷貝，也擁有豐富的

鈣質。

尤其田螺，即使不是住在近海的地方，也能輕易得到，是珍貴的鈣質源。因此，在我小時候，用味噌來醃漬田螺，當成一種保存食品，經常拿來配飯或當成點心吃。

泥鰍、若鷺要完全吃下

鰻魚經常會被人視為一種美食，但是泥鰍卻不會予人這種想法。可是，中高年齡層者應多選擇泥鰍來食用，因為這正是擔心中性脂肪等造成動脈硬化與肥胖的年齡。如果吃泥鰍，熱量只有鰻魚的四分之一，而鈣含量卻增加五倍以上。

泥鰍與其他材料搭配著吃較好，最具代表性的做法是柳川鍋。其中加入含有豐富纖維成分的牛蒡，以及堪稱完全蛋白質的蛋，就能夠成為營養均衡的鈣質食品了。

骨和頭也一併吃下，就能夠充分發揮鈣質食品的效果。吃下整條小魚，才是防止鈣質不足的吃法。大泥鰍若不去骨，會很難吃。但是，小泥鰍可以整條吃下，或是用來煮味噌湯，或是整條炸來吃都很好。

在湖裡捉到的泥鰍，可以先以低溫煮過，再用高溫炸來吃，連骨頭和頭部吃起來都很香酥。此外，可以攝取到高鈣質的整條沙丁魚乾，與其烤來吃，還不如放在塗上薄薄一層油的煎鍋中烤，吃起來更為香脆。

最後，還必須使用醋或檸檬。

酸味成分能刺激食慾，使難以吸收的鈣質成分，有效地受到利用。此外，含有鈣質成分的骨，也能利用酸味成分，變得柔軟而易於消化。因此，不論是南蠻漬或醋漬魚，都是很聰明的料理法，非僅只有炸一途而已。做魚類料理時，不只是添加醬油，也要養成添加檸檬或醋的習慣。

營養博士的食品，秘方為何？

提及鈣質的研究，就必須提到已逝的營養學家川島四郎先生。以非洲為舞台的廣告電視

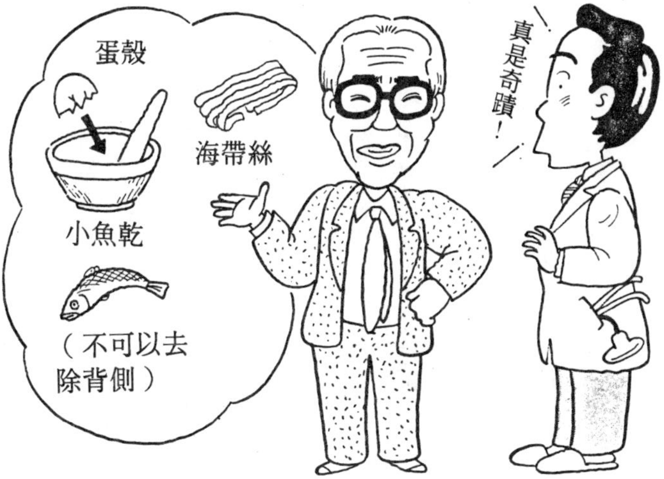

上，大家經常會看到他的出現。

川島四郎先生在八十九歲時，還每年到非洲去調查原住民的飲食生活。早上五點鐘起床，到四所大學和短期大學去授課。在這期間，也會寫稿或演講，生活非常忙碌。一週中，有六天都睡在研究室的沙發上，每天的時間都排得滿滿的。

以前，川島先生曾罹患過大病。

到非洲去旅行時，感染了非洲的病毒，後來就發病了。當時，沒有可以對抗的病毒，結果背骨變形，椎骨腐爛。那時候，他已經八十歲了，如果是普通人，恐怕已經無法恢復健康。

但是，川島四郎先生卻一心想要使椎骨再生，他認為「為了顧全營養學家的面子，一定要使椎骨再生」。

關鍵就在於要大量補充鈣，先生所實行的「鈣質作戰」的主角是①小魚乾②蛋殼③海帶絲。

小魚乾是鈣質寶庫的食品，骨中還含有其他礦物質，再加上小魚乾的內臟充滿著能吸收鈣質的維他命D，是非常良好的食品。

蛋殼不是就此大口嚼來吃，而是置於乳鉢中研磨成粉。蛋殼含有理想的鈣質，有助於人類骨骼的形成。

海帶絲則含有溶解於海中的鈣、鉀、碘、銅等，約五〇種礦物質。可以用最輕鬆的方式，吃到多種類的礦物質，尤其是鈣質，可以說是絕佳的食品。先生經常用手抓著海帶絲，大口大口地吃。

先生的「鈣質作戰」的確生效，五個月後，骨變得堅硬。後來非常健康，過著與醫院絕緣的生活。先生把小魚乾和海帶絲擺在身邊的盒子，常當作點心，而不只是在烹調時才食用，這是非常有效的方法。

請注意海藻中所含的鈣質

以前，國人所攝取的鈣質來源是沙丁魚等小魚，還有昆布、裙帶菜、羊栖菜、海苔等海藻類。海藻類的鈣質含量比其他食品更多。

每一〇〇公克的羊栖菜中，含有一四〇〇毫克的鈣質。

吃日式料理時，經常會有放在小碗中的煮羊栖菜。另外，再配上油炸豆腐、大豆、胡蘿蔔等，簡單調味的食品，真是有「媽媽的味道」。不只是中年男性，近來連年輕人也很喜歡吃這一類食品。

羊栖菜是補充由孩子到老人都缺乏的鈣質食品。

歐美人將牛乳或乳製品視為重要的鈣質來源，牛乳的鈣質含量一〇〇公克中，為一〇〇毫克，羊栖菜卻含有比牛乳多達一四倍的鈣質。因此，吃一〇公克置於小鉢中的煮羊栖菜，相當於攝取了一瓶牛奶的鈣質。

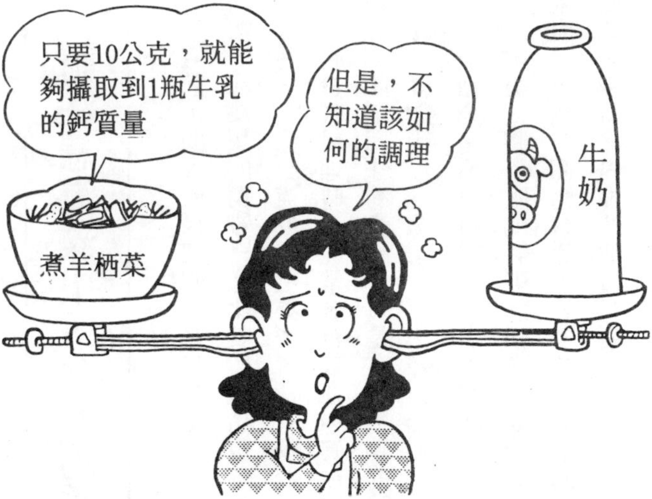
只要10公克，就能夠攝取到1瓶牛乳的鈣質量
但是，不知道該如何的調理
牛奶
煮羊栖菜

由此可知，羊栖菜的確是高鈣食品。

但是，遺憾的是許多二、三十餘歲的家庭主婦，並不知道「該如何煮羊栖菜」。

想到這些孩子們在這種母親的照顧下哺育成長，不禁令人感到憂心忡忡。

希望各位家庭主婦能夠煮含有豐富鈣質的羊栖菜，養育出骨骼強壯，情緒穩定的兒童。為了丈夫的健康著想，為了預防動脈硬化，以及預防本身的骨質疏鬆症，這是絕對不可忘記的食品。

另外，裙帶菜、昆布等海藻類，也含有豐富的鈣質。說到鈣質，許多人常說「吃小魚就可以了」。但是，綠紫菜的鈣質卻比竹筴魚的鈣質含量多了一三倍。因此，每餐端出一盤海藻料理，就能夠解決鈣質缺乏的問題了。

從海藻中攝取鈣質，還有一項優點，那就是鈣與磷的平衡。

從食物中攝取太多的磷，會防止鈣質的吸收。最近，兒童的骨骼脆弱，稍微跌倒就會骨折，這是因為鈣質攝取不足，以及攝取過多加工食品中所含的磷。

一般而言，國人的飲食生活如乳製品攝取量較少，因此容易導致鈣質缺乏。而且，又攝取過多含有磷的速食品與加工食品，使二者的攝取平衡更為惡化。由於海藻能調整鈣與磷的平衡，所以是非常好的鈣質來源。

海藻類和大豆製品一起吃

昆布、紫菜、裙帶菜、羊栖菜等海藻類，是不能以速食品的方式製造來吃的。在凡事力求簡便的現代生活中，這也是容易為人所忽略的食品。今天講究快食傾向，海藻類也很容易讓人遺忘。

但是，經由證實抽煙和速食品有害人體以後，給予海藻類的評價便完全改變了。含有能排泄體內毒物的纖維，以及抗潰瘍作用的維他命A與U，還有排泄香煙中尼古丁的氨基酸，並含有能使血壓中平衡的鉀與碘。

國內的長壽者，大多至少每一天吃一次海藻類。

如果要好好地攝取鈣質，就必須吃含維他命較多的蕈類，以及含有均衡氨基酸的魚類。此外，也可以利用含有使難以消化的海藻柔軟作用的皂角苷。

皂角苷在大豆或大豆製品中含量較多。大豆製品和海藻一起烹調，能煮出美味的海藻食品。例如：羊栖菜與油炸豆腐，裙帶菜煮豆腐味噌湯等，都是巧妙的搭配。

使用大量牛乳

日本仍處於「要多喝牛乳」的階段。但是，在成人病先進國家美國等地，所給予的營養建議則是「與其喝牛乳，還不如多喝脫脂奶粉」。

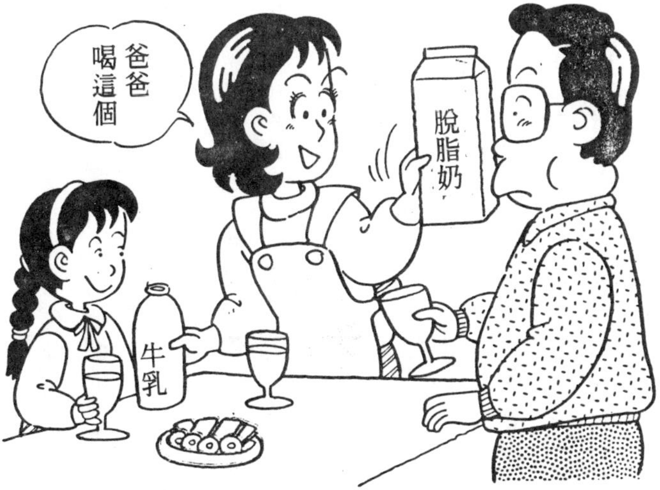

關於肥胖與動脈硬化等成人病的對策，目前在海外確實的課題就是脫除牛乳、乳製品的脂肪成分。也許，是因為乳製品的消耗量與日本人截然不同，這也是無可厚非的做法。

那麼，是否意味著不可以喝牛乳呢？實際上並非如此。牛乳是優良蛋白質與鈣質的補給源，這一點是不變的。不過，牛乳中所含的脂肪，具會使膽固醇值上昇的飽和脂肪，這一點必須注意。喜歡吃肉，攝取過多飽和脂肪的人，可以選用含脂肪成分較少的脫脂奶粉來喝。

- 喝咖啡或紅茶時，使用奶精代用品。
- 多喝牛乳，能提昇鈣質吸收量。
- 利用酸乳酪中的乳酸菌作用，成為容易吸收的高蛋白質食品。

・多喝奶油湯，增加鈣質攝取量。
・利用脫脂奶粉，以取代製成餅乾或蛋糕材料的牛乳。
・燒烤或煎蛋卷時，也可以放入乳製品。

由此可知，與其溶解於水中，還不如組合其他材料來搭配，增加鈣質較好。

若還覺得不足，應攝取香蕉或草莓等水果，就能夠加入維他命與纖維成分的攝取。另外，也可以用蛋黃做一些蛋酒。溫熱以後再喝，可以治療失眠症，成為美味的鈣質飲料。

僅只依賴加工乾酪是不夠的

在歐洲乳酪可分為好幾種做法，其材料當然有所不同，營養成分也產生很大的差距。不論是白色的卡芒貝爾乾酪，黃色的切達乾酪，或是外側上蠟，較硬的受達姆乾酪，磷和鈣的比率都非常好，含有為牛乳四～六倍的鈣質。吃二塊（四〇公克）就等於攝取一瓶牛乳的鈣質。

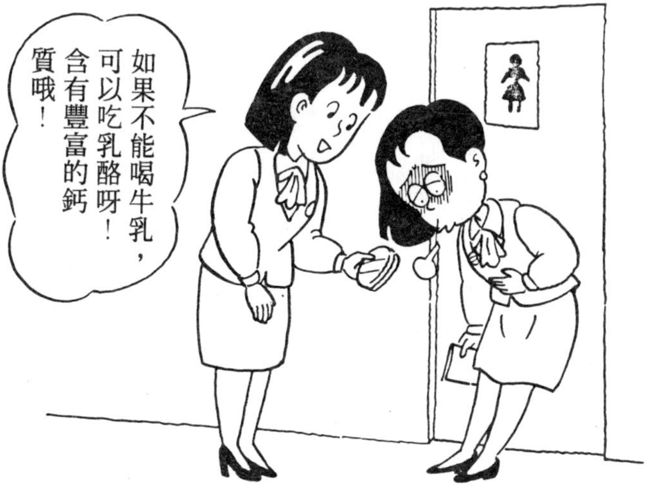
如果不能喝牛乳，可以吃乳酪呀！含有豐富的鈣質哦！

乳脂是在牛乳蛋糕中經常使用的物質，看起來像豆腐一樣白，似乎含有鈣質，但是脂肪成分相當多，為低蛋白食品。鈣質含量並不多，因此不要想經由攝取乳酪蛋糕，而得到充分的鈣質。

在製作披薩或奶汁烤菜的時候，經常會使用愛芒特乾酪或格律那爾乾酪。這是遇熱就會溶解的乾酪。這些乳酪含有相當多的鈣質，為等量牛乳的一〇～一三倍。如果選用這些乳酪來做菜，即使是做相同的奶汁烤菜，鈣質含量就有相當大的差距了。

深受減肥者所喜愛的脫脂奶粉所做成的鬆軟白乾酪，脂肪成分較少，熱量為普通乾酪的四分之一。但是，在製造過程中，因為用酸使其凝固，所以鈣質從乳酪中分離出來。因此，不算是鈣質強化食品，可當成低熱量的蛋白質來源，而在做沙拉或甜點時使用。

加工乾酪是把先前所列舉的自然乳酪加熱，溶解以後，再使其凝固，提高保存性，成為風味絕佳的乾酪。

但是，因為加熱殺菌，致使氧和乳酸菌無法發揮作用，所以如果是使用自然乳酪，便能期待有整腸作用。然而，加工乾酪卻不具有這種作用。雖然二者的鈣質相同，但是在作用上卻有很大的差距。

酸乳酪具有整腸作用，要多加使用

準備大小相同的二個杯子，一個放入牛乳，另一杯放入酸乳酪，重量相同。測量一下何者的蛋白質較多，何者的蛋白質較豐富。

牛乳中加入乳酸菌，發酵而成的就是酸乳酪。不會因為發酵而使脂肪減少，或使鈣質增加，成分相同，也沒甚麼奇怪。一般人誤以為酸乳酪是低熱量食品。

但是，由於加入乳酸菌，酸乳酪在消化吸收方面，會有其他效果。因為發酵，而使蛋白質與鈣質形成容易吸收的狀態。因此，喝牛奶會下痢的人，可以安心食用。

最近，有使用方便的小包裝，或是加入水果，或是利用果膠等使其凝固，當成甜點的製品出售。但是，與其使用這些添加糖分的物質，還不如使用無糖的酸乳酪。如果想要擁有甘味，可以利用蜂蜜或水果淋著吃，或是調拌著來吃。另外，使用果實或葡萄乾的方法，能夠增加維他命成分的吸收，是很好的利用方法。

希望各位更常使用酸乳酪。如果加上咖哩，能擁有適度的酸味與辛辣味，具有爽口的感覺，同時也能添加鈣質的攝取。

重新評估的豆類營養

豆類有菜園之肉的美譽。大豆、大豆製品與國人有密不可分的關係。日本會成為長壽國

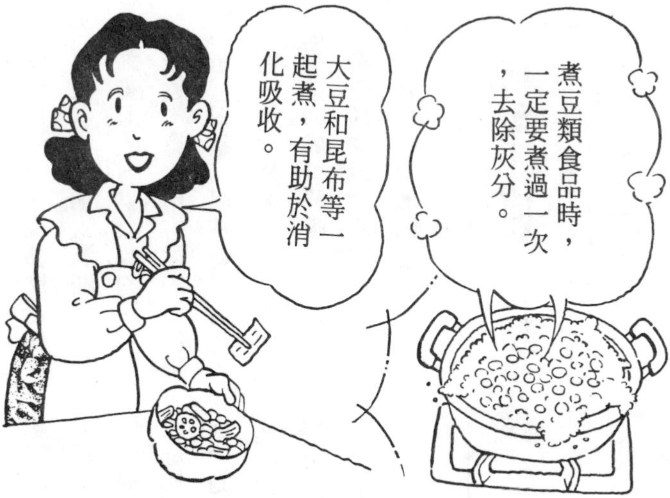
煮豆類食品時，一定要煮過一次，去除灰分。
大豆和昆布等一起煮，有助於消化吸收。

的理由之一，就是因為大豆製品的神奇力量。

例如：大豆中含有能防止膽固醇沈著的植物固醇，使血液順利流通的皂角苷，擴張血管，使血壓下降的前列腺素等，據說是成人病原因著名的動脈硬化，具有特效的成分。

尤其是豆腐、味噌、納豆等，若這些營養維持原狀，會很難消化，所以利用自然加工發酵的方式，就會易於吸收。以煮豆而言，能夠達到六五％的消化吸收率，納豆為九〇％，豆腐則為九五％。因此，與牛乳含量大致相同的鈣質，也能夠很有效地予以消化吸收。

對中老年齡層的健康而言，大豆製品是很重要的食物。可是，卻由於不諳處理的方法，而使營養都浪費掉了。首先，在煮豆的時候，一定要先煮掉汁液，去除在皮中含量較多的肌醇六磷酸等灰分，就能防止與鈣質結合而排出體外。然後，再用火煮熟，如果煮不熟，大豆中會含有使血液凝固的成分，或是阻礙蛋白質消化的物質。

此外，大豆中含有皂角苷，與昆布等一起煮時，能促進昆布纖維的消化吸收。吃昆布這類鈣質食品時，也可以好好補充缺乏的纖維、植物蛋白、植物固醇，以及維他命A與B群等。因此，可以用昆布來煮大豆，或是用大豆來炒羊栖菜，以這些方式積極地攝取海藻。

如果是經常在外飲食，買回豆腐而擺到腐壞的人，不妨改採用黃豆粉。黃豆粉是把大豆炒過以後，做成粉狀的物質，所以很容易消化吸收。在燉湯或製作油炸食品時，可以使用。做蛋糕的時候，也可以充分利用。

可利用大豆蛋白與醋大豆

在日本的飲食生活中，豆類經常登場。其中最常食用的是大豆。各位可知道「給女兒帶炒大豆回婆家」的俗諺嗎？在此所說的女兒，是嫁了人以後，再回到娘家的女兒。也就是讓嫁作他人婦，備受婆婆虐待的女兒，帶著炒大豆回去的意思。

大豆中含有良質蛋白質、維他命與礦物質，營養價值非常高，據說「讓已出嫁的女兒帶大豆回去，雖被公婆虐待，飲食粗糙也不要緊」。

豆類會予人粗食的印象，實際上並非如此。

大豆是原產於中國，最古老的栽種作物之一。根據中國食品研究家田中靜一先生的說法，其名稱由來也非常有趣。

蠶豆、菜豆遠比大豆還大，可是為甚麼那麼小的豆會稱為「大豆」呢？

在中國，所謂「大人」並不是指高大的人，而是對偉人的尊稱。米稱為大米，也是源自於這想法，意味著它是穀物中重要的物質。根據田中先生的推論，大豆並非意指很大的豆，而是在飲食生活中，比其他的豆更為重要的意思。

的確如此，大豆中確實含有許多優良成分。有人說：「想要一生健康長壽，要終其一生吃大豆」，大豆是營養價值極高的食品，自古就以各種型態陳列在餐桌上。

最近大豆製品被視為是預防成人病的重要食品，也認為其具有良質植物性蛋白質的力量。

鈣質難以吸收，但是如和良質蛋白質一起吃，就能夠順利吸收。

就此而言，味噌、豆腐、納豆、豆腐渣、黃豆粉等大豆食品，含有豐富的蛋白質與鈣質，可說是理想的食品。

一〇〇公克大豆中，含有二四〇毫克的鈣質。即使是含水分較多的豆腐，也含有一二〇毫克的鈣質。此外，據說鈣質含量較多的牛乳，含有一〇〇毫克的鈣質。由此可知，豆類製品中的鈣質含量非常多。小魚乾中，也含有許多鈣質，卻很難吃。亦即，大豆食品很容易消化，所以可以積極地活用。

日本成人每天所需的鈣質量為六〇〇毫克。這些所需量雖不能完全由大豆來補充，但是其中一部分可以利用大豆來補充的，建議各位採用的是醋大豆。

浸泡在醋中的大豆，前人稱為「醋豆」。可以當作保存食品，而且經常是餐桌上的常備菜，許多家庭常會做來備用。最近，這種醋豆稱為「醋大豆」，深受衆人所矚目。

醋大豆能「消除便秘」、「消除肥胖的煩惱」，使「令人擔心的血壓改善」、「肩膀痠痛的症狀減輕」等，具有上述的優點，所以成為健康的優良食品。

大豆的優秀成分與效力在遇到醋以後，更有如虎添翼之功效。

大豆中含有亞油酸、食物固醇、卵磷脂等使膽固醇下降的物質。此外，還含有許多分解蛋白質與脂肪不可或缺的維他命B_2。而且，比起豆腐和納豆等大豆加工品而言，生大豆的營養價較高。

醋具有使唾液、胃液等消化液分泌旺盛，營養分易於吸收的作用。

由此可知，營養價值較高的大豆和醋一起吃，就能產生相輔相成的效果，對身體會有很好的影響。我們在考慮食品成分與營養效果時，是採用「一加一等於二」的想法。在醋大豆方面，更能期待其產生相輔相成的效果。

醋大豆的做法

在此，說明醋大豆的做法。

做法很簡單，把大豆洗淨以後，瀝乾水分，泡在醋裡就可以。

這時，大豆分為生大豆與略炒過再使用的方法。

我因為長年每天吃，所以直接用生大豆做醋大豆，吃起來覺得很美味。但是，有人卻覺得「很討厭豆的生臭味」。雖然習慣以後，就不會在意了，但是好不容易做好了醋大豆，一開始便討厭吃，可就糟了。

如果在意豆的味道的人，把豆浸泡在醋中以前，可以用小火把大豆略炒過。充分洗淨已瀝乾水分的大豆，放在鍋中炒，直至熱傳至豆中為止，然後再使用。以這方式做成醋大豆，生臭味會消失，吃起來非常美味。

如果是第一次吃醋大豆，並且想要直接吃醋大豆，用炒的方法會較好。若是把醋大豆當成菜餚的素材，直接把生大豆浸泡在醋中，做成醋大豆較好。

我們來做醋大豆吧！請準備大豆、釀造醋（米醋、糙米醋等），以及能密封附蓋的廣口瓶。

①生大豆充分洗淨，瀝乾水分。

②大豆放入廣口瓶中，高度為三分之一左右。

③將醋倒入瓶中，高度為三分之二，然後蓋上蓋子密封著。置於陽光晒不到的陰暗處，或是置於冰箱中也無妨。

④大豆吸了醋以後會膨脹，一直漲至瓶子的三分之二高度為止。通常，需要花二～三天

醋大豆的做法

準備的東西

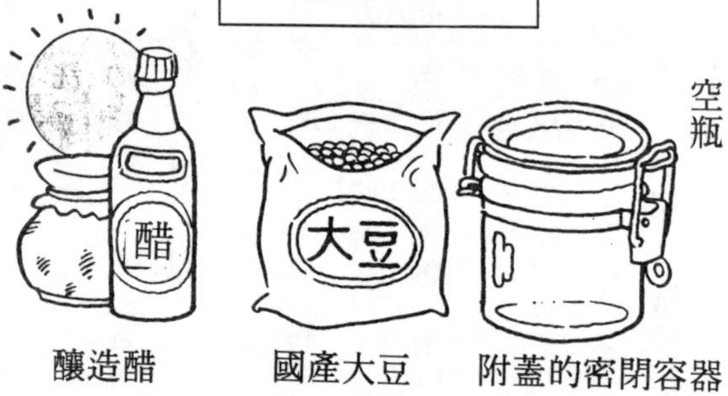

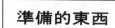

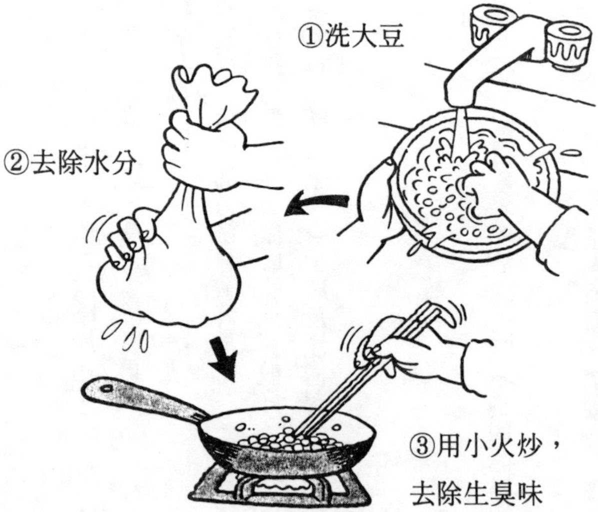

④大豆放至空瓶的3分之1滿，再把醋倒入瓶中，至3分之2滿的高度。待含有醋的大豆泡漲至醋的高度以後，再加入1cm高度的醋，擱置2～3天。一再重複，直到大豆無法吸收醋為止。蓋上蓋子，密閉一週至10天，就完成了。

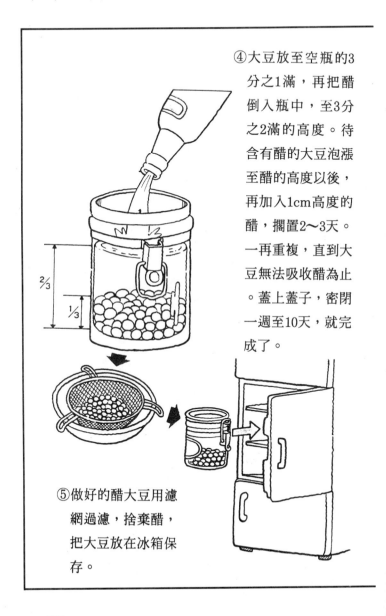

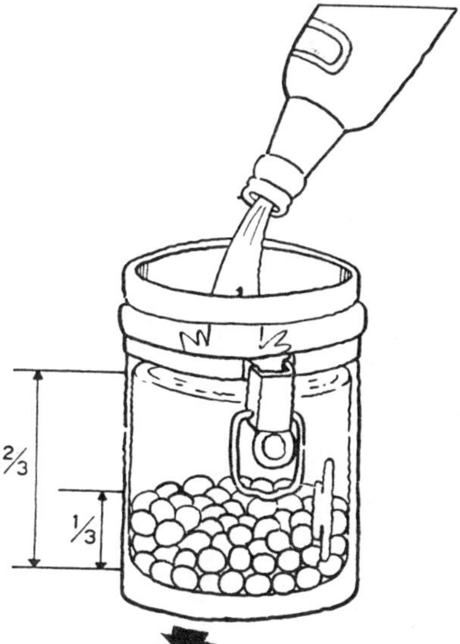

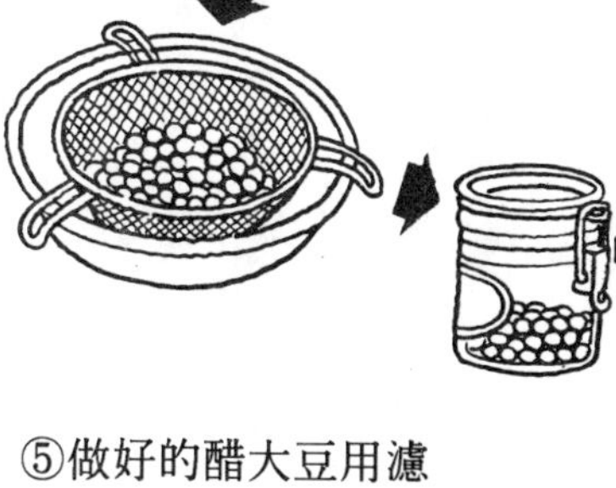

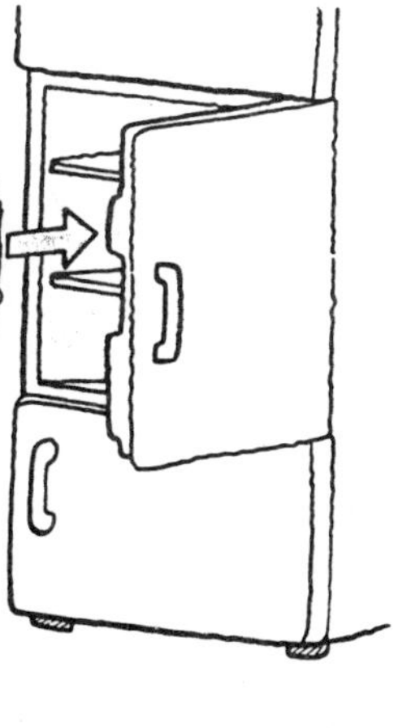

⑤做好的醋大豆用濾網過濾，捨棄醋，把大豆放在冰箱保存。

。

⑤等到大豆漲至瓶子三分之二的高度之後，再加上能增加一公分高度的醋，擱置一～二天。

⑥待大豆再吸醋以後，依照⑤的要領，再增加一公分分量的醋。

這方法重複好幾次，待大豆不再吸醋，就把瓶子密封起來。擱置一週至十天左右，就完成了。

⑦做好的醋大豆擱置於簍子中，瀝乾醋以後，放在容器中，置於冰箱中保存。

做好以後，不可以讓大豆一直浸泡在醋中，剩下的醋也不要喝。

第三章

鈣質優良食品

身邊的許多食品都含有鈣質

如果要過著健康的日子，就必須要充分攝取鈣質食品。要在每天的飲食中，巧妙地加入鈣質，究竟要選擇何種食品，以及採用何種方式調理較好呢？在此，試述如下。

含豐富鈣質的食品，包括櫻蝦、羊栖菜、整條沙丁魚、脫脂奶粉、牛奶、若鰲、鹹沙丁魚乾、豆腐、乳酪、酸乳酪等。

自古以來，櫻蝦、若鰲、鹹沙丁魚乾等小魚類，就是具有代表性的鈣質食品。實際上，櫻蝦一〇〇公克中，含有二七〇〇毫克的鈣質。整條沙丁魚一〇〇公克中，含有一三五〇毫克的鈣質。一把櫻蝦（約十公克）含有二七〇毫克的鈣質。整條沙丁魚中的二條（約三十公克）吃了以後，約含有四〇〇公克的鈣質。但是，小魚類所含的鈣質是包含在骨中，所以要連骨吃下。

僅次於小魚，鈣質含量較多的食品，是羊栖菜、裙帶菜、紫菜等海藻類。羊栖菜或裙帶菜等海藻類，不僅是鈣質食品。而且，含有豐富的礦物質與纖維，是優良的綜合健康食品。羊栖菜的料理方式包括煮羊栖菜飯，或是把羊栖菜煮來吃，或是用醋醃裙帶菜，或是放入味噌湯中煮來吃，要儘量多吃這些食品。

此外，雖然鈣質含量不及小魚和海藻，但是容易吃和吸收的，則是牛乳。因為牛乳中所含的鈣質容易吸收，而牛乳中的鈣質是以蛋白質結合的形態包含在牛乳中。此外，牛乳中的乳糖也有助於促進鈣質的吸收。

其次，牛乳本身喝起來非常美味，比羊栖菜和裙帶菜更能大量攝取，所以能攝取到更多的鈣質。一〇〇公克牛乳中，含有一〇〇毫克的鈣質。喝一瓶牛乳，大約就能攝取到二〇〇毫克的鈣質。

牛乳加工食品使用起來較為簡便，隨時都可以吃。例如：乳酪（愛達姆乾酪）一〇〇公克中，含有八五〇毫克的鈣質，只吃一塊（約二〇公克），就能攝取到一七〇毫克的鈣質。直接咬來吃也可以；或是切碎，夾在漢堡中；或是沾蛋黃醬來吃，也能攝取到蛋黃的維他命D。

雖然脫脂奶粉直接食用並無不妥，可是在煮牛乳時充分利用，或是在燉湯、做咖哩飯時加入一大匙，十分美味可口。

另外，豆腐也是含有鈣質的食品。豆腐的營養包括含有優艮氨基酸的蛋白質與不飽和脂肪酸二種。但是，各位不可以忘卻其鈣質含量。湯中加入乾香菇、應時的蔬菜、金菇等蕈類做成的豆腐湯；或是加入乾香菇、胡蘿蔔、四季豆等一起炒味噌，都是絕佳的鈣質食品。

各位可能不知道，還有一些鈣質食品像茼蒿或小松菜，以及黃綠色蔬菜或蒟蒻等皆是。這些食品一○○公克中的鈣質含量，雖然低於先前所列的食品，如果吃得很多，也可以得到相同的效果。

蒟蒻中所含的鈣質含量並不多，但是結合緩慢，容易遊離。

特別是容易溶至鹽酸或醋酸溶液中。胃會分泌鹽酸，而用牙齒細嚼慢嚥，蒟蒻中的鈣質在胃中溶出，而被小腸吸收，應該要充分地利用。

※　※　※

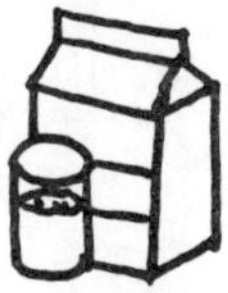

牛乳

有的人「喝了牛乳以後，會吃壞肚子」，這稱為乳糖不耐症，即牛乳的糖分無法消化，會形成下痢的症狀。因此，有很多人對牛乳敬而遠之。不過，牛乳的粒子非常細小，能夠保護胃粘膜，預防胃潰瘍，具有重要的作用。如果因為不能喝而不喝，實在是很可惜的事情。

牛乳中含有豐富的維他命A與B_2，而且含有豐富的鈣質。況且，是屬於容易消化吸收的型態。此外，通常難以消化的礦物質，如果是在液體的狀態下，也會維持七〇%的有效利用。

牛乳經過加熱，也不會有損其營養。乳糖不耐症者喝了冰牛奶，下痢現象會更為嚴重。這時，可以喝少許溫牛奶，增加量的攝取。這麼一來，就能使乳糖分解酵素增加，而漸漸地能喝牛奶了。

熱牛乳表面所形成的薄膜，是牛乳的脂肪與蛋白質凝固而成的。如果捨棄，成分中的脂肪會流失四分之一，而蛋白質會流失八分之一，所以要一起喝下。

許多人對牛乳會有先入為主的觀念，認為「雖然牛乳很好，但是膽固醇很高哦」。

女子營養大學長谷川恭子教授測量牛乳中的膽固醇量，說明「一〇〇公克中，約含有一一毫克。鱈魚子為二九五毫克，海膽醬為六四毫克，雞蛋為四八二毫克。相形之下，牛乳中的膽固醇含量非常少」，由此指出不需擔心攝取過量。

此外，針對老人的健康，持續進行長年研究的東京都老人綜合研究所的松崎則認為，

日本人的牛乳、乳製品攝取量

（相當於每人每年的消耗量）

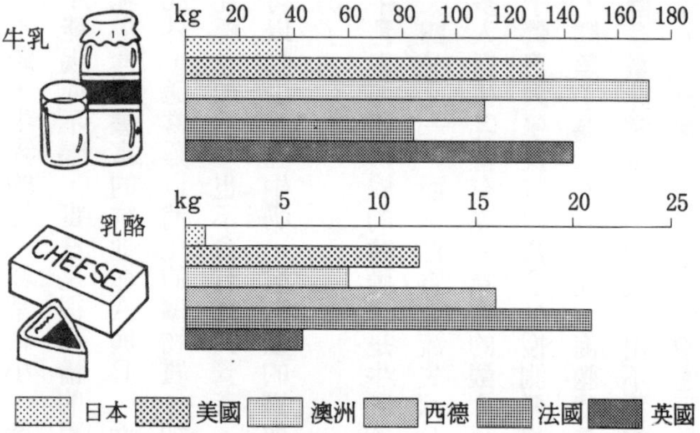

日本：農林水產省1987年度調查　外國：OECD　1985年度調查

「膽固醇是構成身體細胞膜的重要脂肪，也是當成荷爾蒙材料的重要成分。如果不能保持適當的含量，則無法長生。因此，以往認為膽固醇愈少，愈能夠安心，是錯誤的常識」，而強調保持適當膽固醇的重要性。

食品中攝取的膽固醇量，以營養學的觀點來看，一天只要維持在五〇〇毫克以內，就沒有問題了。即使每天喝二瓶（四〇〇毫克）牛乳，攝取量大約只有四〇毫克而已。由此可知，牛乳並不是會使膽固醇值上升的食品，所以一天最好喝一～二瓶。

一杯牛乳就能攝取到一天鈣質所需量的三分之一，但是直接喝的攝取量也有一定的限度。因此，最好在製作白色調味醬的時候，予以

乳製品缺乏，就會使鈣質缺乏

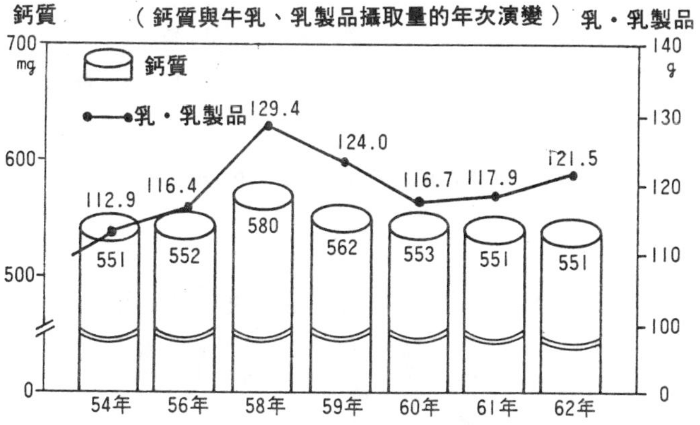

（全國平均1人1日攝取量）

（厚生省：國民營養現狀）

使用。牛乳具有吸收氣味的性質，因此能使肉、魚、大蒜的氣味消失。

可是，不能因為牛乳是好東西，就大量食用，如此會導致飽和脂肪酸過量，而導致造成動脈硬化症的高脂血症。最近，兒童的高脂血症增加，可能偏食牛乳也是問題之一。

在寒冷的夜晚，要使身心溫暖，建議各位使用蛋酒。

利用牛乳的鈣質與白蘭地的酒精，使緊繃的神經放鬆，再加上雞蛋的良質蛋白質，可以說是營養極高的熱飲。

將砂糖放入雞蛋中，打至起泡，淋上白蘭地等自己所喜歡的酒，再加上熱牛奶，倒在杯中，撒上月桂或荳蔻再飲用。

普通牛乳（3.5牛乳）的組成（相當於100g）

熱量	蛋白質	脂肪	醣類	灰分	鈣	磷	鐵	鈉	鉀	維他命A	維他命B_1	維他命B_2	烟酸	維他命C
kcal	g	g	g	g	mg	mg	mg	mg	mg	IU	mg	mg	mg	mg
62	3.0	3.5	4.6	0.7	100	90	0.1	50	150	120	0.03	0.15	0.1	φ

營養素密度（100大卡的食品可供給的營養素）

	單位	牛乳（普通）	低脂肪加工乳	加工乾酪	牛肉	全蛋	鮪魚	鹹沙丁魚乾	豆腐（絹濾豆腐）	飯（精白米）
重量	g	161.3	196.1	29.5	42.9	61.7	31.1	35.0	172.4	67.6
蛋白質	g	4.8	7.1	6.7	7.9	7.6	6.6	8.0	8.6	1.8
鈣質	mg	161	255	186	2	34	3	98	155	1
磷	mg	145	176	215	56	123	68	105	112	20
鐵	mg	0.16	0.2	0.09	0.82	1.11	0.3	1.4	1.9	0.07
維他命A	IU	194	84	354	4	395	31	23	—	—
維他命B_1	mg	0.05	0.08	0.01	0.05	0.05	0.03	—	0.17	0.02
維他命B_2	mg	0.24	0.35	0.11	0.11	0.30	0.02	0.12	0.07	0.01
烟酸	mg	0.16	0.20	0.03	1.63	0.06	1.60	3.50	0.34	0.20
維他命C	mg	—	—	—	0.85	—	—	0.60	—	—

（根據四訂日本食標準成分表計算。不過，牛乳是現在的普通牛乳）

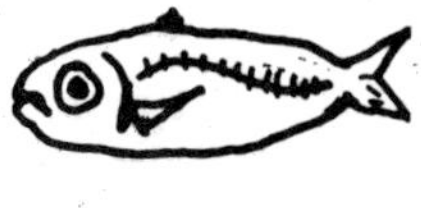

竹筴魚

在餐桌上，竹筴魚是極為大衆化的食品。

竹筴魚之所以美味，是因為含有平衡的蛋白質與脂肪。此外，還含有甘甜味來源的肌苷酸，以及各種氨基酸。

生吃會覺得有點澀味的竹筴魚，新鮮的生魚不會使不飽和脂肪酸流失，這種吃法較好。充分使用當成藥味的葱或薑，防止脂肪的氧化，去除腥味。

竹筴魚是使用方便且可以保存的食品，但是脂肪較多，而且容易氧化。此外，含有鹽分，儘量不要沾醬油吃。

炸竹筴魚沾加入蔬菜的醋醬油來吃的料理，稱為南蠻漬。沾汁是用醋、醬油、少許砂糖、鹽調製而成的。為了增添香味，而加上葱、檸檬片或芹菜葉。竹筴魚先用低溫油炸熟，然後再用高溫炸酥，直到柔軟為止。沾汁中，含有醋的酸味與香味蔬菜的維他命，具有恢復疲勞的效果。食慾減退時，吃起來也不覺得油膩感。

魚骨藉著醋的作用，能夠變得柔軟，有助於鈣質的吸收。

※　※　※

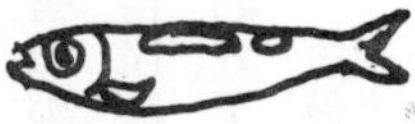

沙丁魚

堪稱大衆魚之首的沙丁魚，是經常可以吃到的魚。相信大家都已經知道這種魚了。在美食時代，也是受人歡迎的魚類。

青背魚具有特殊的臭味，使人討厭。但是，這種青背魚卻含有人體健康不可或缺的營養素。帶血的肉脂肪較多，其中含有ＥＰＡ（二十碳五烯酸），是體內無法合成的多價不飽和脂肪酸。ＥＰＡ具有去除血液粘度的作用，對於防止因動脈硬化或血栓所引起的心肌梗塞非常有效。這效果凌駕於亞油酸之上。

此外，還含有能使鈣質吸收二〇倍的維他命Ｄ。除此以外，沒有任何食物含有如此豐富的維他命Ｄ。要消除令人在意的沙丁魚獨特的臭味，可放入梅乾或薑一起煮。梅乾中所含的檸檬酸，可加速脂肪的分解。

※　　※　　※

蛋白質可作為食物營養評價的一種標準。這標準是表示人類必須氨基酸種類與量的理想百分比為何，秋刀魚則為九六。在魚中，具有最高的數值。牛肉為七九，乳酪為八二，遠不及秋刀魚。

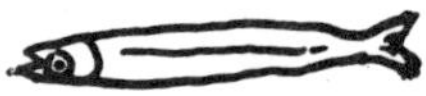

秋刀魚

而且，秋刀魚中含有豐富的ＥＰＡ。維他命Ｂ群也很多，還含有豐富的維他命B_2，對治療惡性貧血很有效。

烤秋刀魚時，燒焦部分含有致癌物質的事件引起騷動以後，烤秋刀魚便成為衆人畏懼的食物。但是，我認為這是不自然的想法，因為只要不是每天吃一大碗焦黑的食品，就不需要擔心了。還是感到憂心的人，可以沾蘿蔔泥來吃。蘿蔔的硝酸鹽能夠中和致癌物質，藉著消化酵素，也能使含油脂成分較多的秋刀魚能夠消化。

為了有效攝取ＥＰＡ，用烤秋刀魚的方式會去除油脂，實在是非常浪費的吃法。最好是煮秋刀魚飯，或是放入昆布一起煮，連煮汁也吃，將整條秋刀魚都吃下，是最好的辦法。

此外，微帶苦味的魚肚，含有豐富的維他命Ａ，也要一併吃下。

※　※　※

海鰻含有豐富的脂肪與蛋白質，以及鈣、鐵、鉀和豐富的維他命Ａ。維他命Ａ的含量特別多，吃半隻海鰻，就能攝取到一天的必要量。

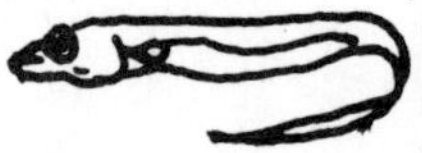

海鰻

皮的部分含有許多「軟骨素」的物質。這種物質和膠原一樣，是連結細胞與細胞不可或缺的物質，能使血管平滑，創造美肌。

雖然是昂貴的魚，但是各部分都含有效的營養，不要浪費，要充分利用。海鰻小骨很多，所以要先用菜刀把小骨切斷。這麼一來，含有豐富鈣質的骨也能夠吃了。

皮中所含的軟骨素較難消化，因此必須略烤，使之呈易消化的型態，再予以食用。如果能使用醋，會更易吸收，效果更高。做菜時，不要捨棄剩下的皮和骨，可以用來煮飯。骨或頭烤過以後，可以用來煮湯，再用湯來煮飯。此外，皮烤過以後切碎，和香菇等富含香味的纖維一起煮，就能夠成為美味的食品。

※　※　※

香魚適合在夏天吃，不論煮成甜或鹹的口味都可以。如果用醋來煮，苦的內臟味也會變得美味，含有豐富的鈣質。

即使去除頭和骨，香魚還是「高鈣魚」。

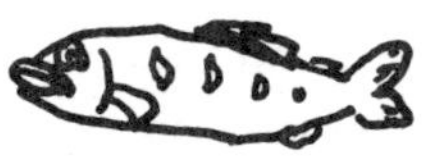

香魚

縱使不吃頭和骨，為何香魚還擁有豐富的鈣質呢?香魚在小時候，是吃浮游生物而成長的，待天氣溫暖以後，則以附著在河川石台上的水苔為主食。水苔就好像生長在海中的海藻一樣，是一種植物。衆所周知，海藻含有豐富的鈣質，每天持續吃鈣質食的香魚本身，當然也含有大量鈣質。

香魚不僅含有豐富的鈣質，內臟還含有維他命A與鐵。鐵含量為豬肝的三倍。如果吃一條香魚，其維他命A的含量足以供一星期所需。

春天誕生的小香魚，骨並不粗大，可整條烤來吃或炸來吃。

盛夏時節，香魚的香氣成分派啶會大量分泌，因此直接用火燒烤，產生香氣，是美味的吃法。如果能淋上醋來吃，就更增添風味。醋的醋酸能加速鈣質與其他營養素的吸收。

※　※　※

若鶩能抑制焦躁與神經性胃炎。這是因為若鶩中所含的豐富鈣質，具有安定神經的作用。

若鶩從頭到尾都吃下，可以攝取到豐富的鈣質、鐵與礦物質。只要吃十隻，一天分的鈣質便已經獲得補充了。

許多人認為，鈣質只不過是骨骼需要的成分。但是，實際上血液也需要鈣質，血液中的鈣質缺乏之時，骨中的鈣質就會大量流失。這狀態一再出現時，骨骼就會變得疏鬆，而罹患可怕的骨質疏鬆症疾病。

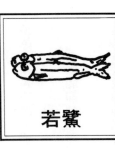

若鷺

膽固醇較高為其缺點。在烹調時，使用亞油酸等含不飽和脂肪酸較多的油，或是做成醋漬魚來吃，就不要緊了。不飽和脂肪酸能夠分解若鷺中，造成動脈硬化原因的膽固醇，醋的檸檬酸也具有相同的作用，而能產生相輔相成的效果。

略炸之後，再做成醋漬魚，就不必擔心膽固醇的問題。而且，消化性與保存性都非常好。

※　※　※

柳葉魚是小型魚，連骨吃下並不會很痛苦。

如果吃六條長約一二～一三公分的柳葉魚，就能夠充分攝取到一天分的鈣質必須量。腹中的蛋含有維他命A與B_2等，能促進皮膚與粘膜的新陳代謝的營養素。

其蛋白質僅次於鰹魚或鮪魚。柳葉魚從頭到尾都可以吃。

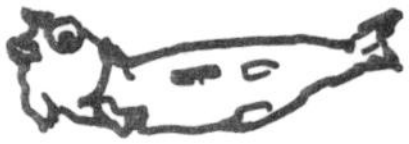

柳葉魚

・頭的部分含有非常多的鈣質，因此不要用烤的方式來吃，還是放在煎鍋裡烘烤較好。烘烤後，頭也會變得柔軟，容易吃下。如果用油炒，就更能提高維他命A的吸收率了。

※　※　※

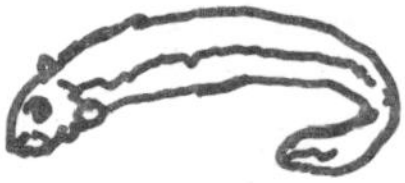

泥鰍

以鈣質含量而言，泥鰍是生鮮食品中含量最多的。除此以外，還含有許多鐵、維他命A與B_2。

代表性的泥鰍料理是柳川鍋。放入柳川鍋中的牛蒡，能夠消除泥鰍的土味，並補充纖維。而且，加入雞蛋也能增加良質蛋白質的攝取，是非常好的料理。

在家庭中調理時，為了去除泥鰍的土味，要先把泥鰍放在水裡泅泳二、三天。

儘量吃新鮮的泥鰍，但是為了容易處理，在烹調以前淋上酒，把魚醺醉較好。

此外，把整條泥鰍放入味噌湯中煮來吃，也能吃到採用柳川鍋方式吃法所吃不到的魚骨鈣質。在煮沸的高湯中，放入被酒醃醉的泥鰍，直接煮軟。再放入補充纖維的牛蒡，煮好以後，用紅味噌調味，撒上蔥花與花椒。

※　※　※

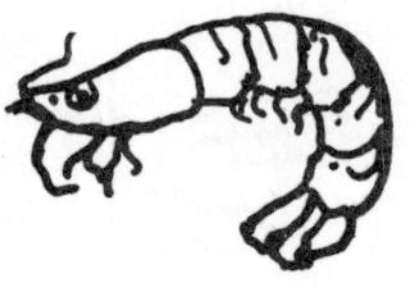

蝦

日本人很喜歡吃蝦，所愛吃的蝦包括伊勢蝦、車蝦、甘蝦等，都是高蛋白、低脂肪食品，沒有糖類，是非常適合減肥者的食品。

蝦獨特的甘甜，是因為含有甘氨酸等獨特的氨基酸之故。

蝦含有能使膽固醇下降的牛磺酸，僅次於烏賊和章魚。

蝦子幾乎都是在捕獲以後，立刻予以冷凍。但是，如果能一直保持在攝氏零下一五度的低溫中，還不要緊。一旦重複冷凍與解凍，品質會變得很差。

如果引起蝦中毒，可就糟糕了，所以必須注意。

蝦殼中含有許多鈣質，像櫻蝦可以整條吃下，更能使鈣質攝取量達十倍以上。不只是櫻蝦，小蝦也連殼吃的話，就能夠成為鈣質供給源。

加入蝦子的豆腐渣，含有豐富的良質蛋白質、纖維與鈣質。使用能連殼一起吃的櫻蝦或乾蝦，當成常備的菜餚，就容易補充纖維或鈣質。

做法是充分用油炒拌秋葵，然後再加上蝦、香菇、紅蘿蔔一起炒，調味，加上少許醋，更容易吃。

※　※　※

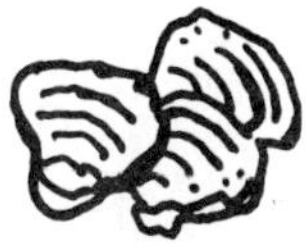

蜆

蜆的蛋白質含量並不多。

但質卻非常優良，表示氨基酸平衡的蛋白值為一〇〇，和雞蛋一樣完美。

此外，含有豐富的鐵，對於貧血有效。還含有能製造紅血球的豐富維他命B_{12}。

這因為可以藉著營養均衡的氨基酸，有效地被吸收。

另外，鈣質含量很多，在貝類中是罕見的。而且，含有與鈣質吸收有關的磷的理想比例。

蜆中含有一種會破壞維他命B_1的酵素——硫胺分解酶。

一旦這酵素加熱就會消失，但若生吃就不成問題。

料理方面，不只是做湯，可以像蛤仔一樣用酒蒸，或是做成意大利麵的調味醬，可廣泛予以利用。這時，造血維他命與氨基酸會溶至湯汁中，所以湯汁也要喝下。

另外，在雜燴中加入蜆，吃了以後，第二天清醒時，就會覺得截然不同。

做法如下：用水煮蜆，開殼以後，只取出裡面的貝，加到高湯或飯中加熱。只要再淋上薑汁，撒上香菜，就可以吃了。

※　※　※

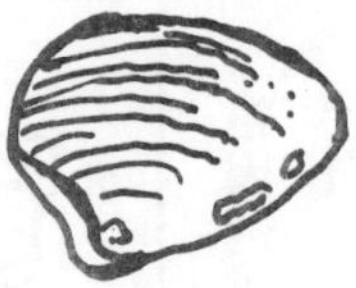

文蛤

如果說「吃了文蛤以後，能夠成為健康美麗，氣質優雅的女性」，相信妳一定會感到很驚訝吧！

文蛤中，含有許多能防止女性貧血的鐵，以及具有美容效果，能創造美肌的維他命B_2。兒童不可或缺的鈣質，是安定精神的必要物質，而在文蛤中，便齊備了這些物質，所以我建議女性採用。

文蛤和蜆一樣，含有會破壞維他命B_1的酵素——硫胺分解酶。但是，這種酵素一旦加熱，就會分解了。料理方法可以直接用烤，或是煮湯吃。如果是供孩子食用，加入牛奶煮文蛤湯，相信孩子一定會很喜歡吃。

此外，加入牛奶的文蛤湯，含有豐富的鈣、鐵、鉀，所以最好納入早餐的食譜中。

※　※　※

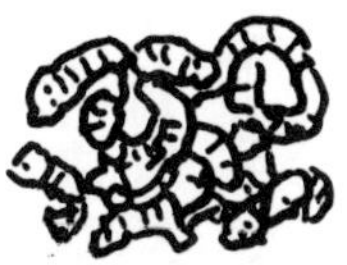

糠蝦

糠蝦看起來和小蝦一樣，但是營養價值完全不同。特別是含有均衡的蛋白質氨基酸，蛋白值是一〇〇，為完美食品。

蛋白值滿一〇〇的食品，是雞蛋和蟹。但是，糠蝦的蛋白質含量卻為蜆的一倍，並含有比雞蛋多達一〇倍的鈣質。

糠蝦的使用範圍非常廣泛。通常，使用蝦的料理都可以用糠蝦來做。與蝦子的風味不同，但是價格便宜，營養效果卓越。

乾蝦或糠蝦佃煮，擁有比生蝦多達三倍的鈣質，因為比較鹹，所以不能當成零食來吃。但是，可以混入飯中吃。此外，做飯糰的時候，也可以混在飯中一起使用。不必再沾鹽，就可以減少相當多的鹽分攝取量。

用糠蝦煮飯，就能夠擁有含有豐富蛋白質的主食。加入普通的水來煮米飯，在熄火以前，加入糠蝦燜一下，放入碗中，加上紫菜、蘿蔔泥、蔥、辣椒，然後再加入口味清淡的高湯。

紫菜中含有礦物質，蘿蔔泥能促進維他命C消化，蔥能提高糖類的代謝作用，辣椒則能產生刺激性，促進食慾，具有抗氧化作用。

※　※　※

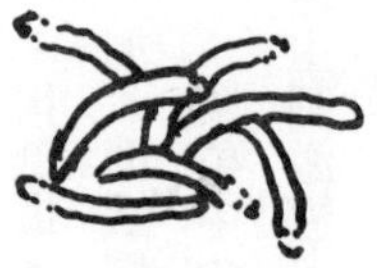

小沙丁魚

小沙丁魚是小魚的幼魚。以前老年人最喜歡吃的東西，是非常道地的食品。最近，據說出貨量最多的，就是這種小沙丁魚乾。

小沙丁魚可以整條吃下，連骨頭和頭部的鈣質都能攝取到。一旦成為大的沙丁魚或若鷺等魚類，頭的部分會較難下嚥。如果是吃小沙丁魚乾，就不會有難以吞嚼的感覺，而隨時都可以吃很多。

小沙丁魚涼拌蘿蔔泥，或是當成燒烤的菜碼，或是在做沙拉的時候使用小沙丁魚，這也是以往的菜碼。

但是，除了這些食用法以外，也可以撒在沙拉上；或是在做煎蛋卷的時候，放入其中；或是在做湯的時候，也可以放入湯中。不論是和式料理或中華料理，都可以多下點工夫，使用小沙丁魚。另外，也可以撒在白飯上，炒飯時也可以使用，可以避免因醣類攝取過量，而造成的鈣質缺乏。這些都是很好的方法。

用火略為乾燥以後，就能夠提高保存性。通常是放在冰箱中，常備的鈣質食品之一。

※　※　※

大家所熟悉的羊栖菜，一〇%為纖維。纖維含量為牛蒡的六・五倍。與其他的海藻類不同，能夠當成點心大量食用，為其特徵。纖維不會消化，但是能夠提高腸的蠕動，增加糞便量，有助於消除便秘，同時使多餘的脂肪一起排泄到體外。

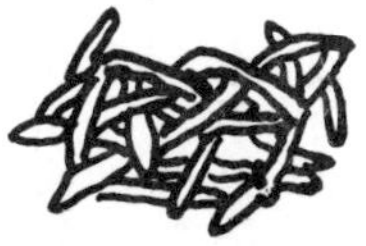

羊栖菜

另外，含有許多具有精神安定作用的鈣質，和貧血不可或缺的鐵分，並且沒有熱量，可以當成減肥食。

羊栖菜所含的纖維，在腸中有助於維他命B群的合成製造，再加上蛋白質，就更能提高生產能力。因此，不只是煮羊栖菜來吃，還要配合魚、肉、大豆製品等蛋白質食品一起煮來吃，可抑制鹽分的攝取，具有一石二鳥的功效。

尤其是大豆製品中含有皂角苷，是能夠使羊栖菜的硬纖維柔軟的成分。

不論是與油豆腐一起炒或煮，或是涼拌白芝麻豆腐，都能夠加上皂角苷的抗膽固醇作用，有助於消除便秘症狀。

※　※　※

吃漢堡或炸豬排、炸牡蠣時，盤裡經常會剩下生菜。

參加宴會時，雖然會吃很多料理，但是很少人會吃生菜。

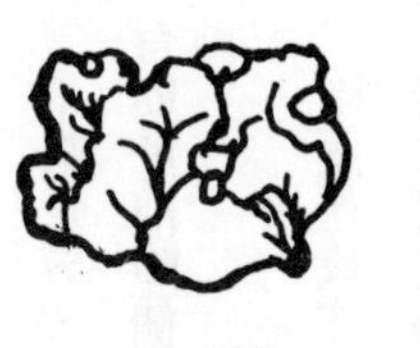

生菜

也許，大家認為這只是舖在盤底，當成裝飾用的菜。

但是，生菜卻含有比萵苣多達一○倍以上的維他命A，所以留下來實在很可惜。

生菜和萵苣是屬於同類菜，含有許多的鐵、維他命與鈣質。生食的話，營養成分都不會流失。

生菜是可以使用於生菜沙拉的主要蔬菜，加熱以後，會產生灰分，吃起來就不美味了。

但是，生吃的話，由於量非常少，一次大約只能吃二、三片而已。

如果想要多吃一些生菜，可以像做手卷壽司一般，在生菜裡包住自己所喜歡吃的菜來吃。比起用飯做的壽司而言，熱量較低，而且能輕輕鬆鬆地吃掉一碗的分量。

※　※　※

小松菜是以一種食品，就能輕易攝取到保持年輕，有效的三大維他命的珍貴蔬菜。這三大維他命就是維他命A、C、E。

維他命A能強化粘膜或皮膚，維他命C能夠減弱致癌物質的作用，使膽固醇值下降，維他命E則有抑制身體老化之過氧化脂肪的作用。

同時，還含有我們缺乏的鈣質和鐵。

為了引出具有防止老化的維他命E的效果，要經常使用胡椒等香辛料理，來烹調小松菜。

香辛料本身就具有抗氧化作用，與小松菜具有相輔相成的效果，非常適合。

但是，小松菜的維他命C很容易遭到破壞，煮過之後，只剩三分之一。比起菠菜而言，生吃會較好，所以生吃是較好的方法。

通常，小松菜會和菠菜擺在一起販賣。

因此，大家都會認為「菠菜比較具有營養」，這是錯誤的想法。

小松菜所含的維他命A含量較多，鈣質將近菠菜的四倍。

※　※　※

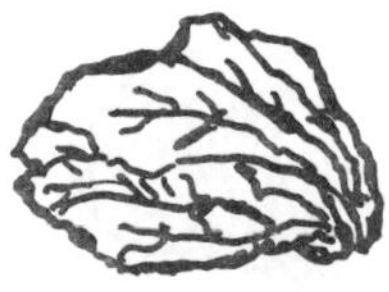

小松菜

顏色和形狀都非常類似，因此蕪菁的營養與蘿蔔非常相似，具有幫助米或芋類等消化的酵素——澱粉酶，所以對吃得過多或胃灼熱非常有效。

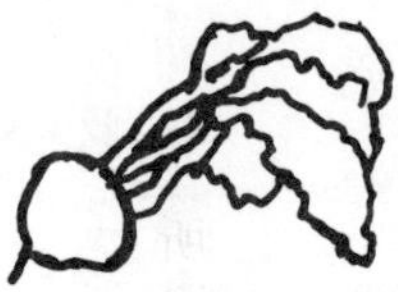

蕪菁

但是，有的人在買回蕪菁時，會以這種方式處理：

「只留下根，丟掉葉子好了。」

這是很浪費的做法。

根含有消化酵素，但是包括維他命在內，鈣、鐵、纖維等，以葉中的含量較為豐富。

葉含有維他命A、B_2、C、鈣、鐵、纖維等，預防成人病的必要營養素。因此，蕪菁的根葉都要使用，才能補充營養素與有效地吸收營養素。

※　※　※

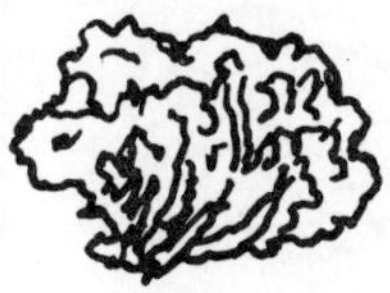

茼蒿

雖然味道與香氣較差，但是與菠菜、小松菜一樣都是黃綠色蔬菜。

除了維他命A和C以外，也有促進蛋白質的代謝作用，有助於脂肪分離的維他命B_2。因此，最適合肉類料理時使用。

其鐵、鈣等礦物質的含量也很豐富。吃火鍋的時候，除了白菜以外，也要加上茼蒿。

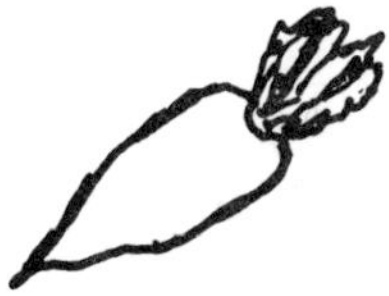

蘿蔔

※　※　※

蘿蔔與葉相連的部分甜味最佳，到了尾端，辣味就會增加。因此，尾端最好放入味噌湯中一起煮。蘿蔔的辣味遇到味噌湯時，就會消失。

葉中含有比根多達數倍的維他命A、B_2、C與鈣質，不要丟掉，可以用來炒或醃漬，一根蘿蔔不要有絲毫的浪費，要予於活用。

不可以忘記的，就是蘿蔔乾。比起生蘿蔔而言，營食價值較高。維他命B_1增加一〇倍，鈣質增加一六倍，鐵增加三二倍，在一〇〇公克中，鐵含量為九・五毫克，甚至凌駕於雞肝之上。

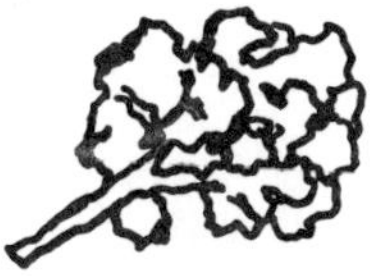

芹菜

※　※　※

芹菜的營養令人感到驚訝，維他命C的含量竟比檸檬多達二・五倍以上。維他命C在人體內無法製造。也無所儲存。因此，每天不可或缺，必須要攝取。

除此以外，還含有很多維他命A、B_1、B_2，以及豐富的鈣、鐵、鉀等礦物質。

芹菜含有大量維持健康的必要營養素，可說是超級蔬菜。

通常，營養價值較高的食物灰分較強，較不容易吃很多，芹菜也不例外。還有一種名為派烯洋芹醚的油分，具有獨特的香氣，以及苦味。

因此，芹菜最好自家栽培，每天將少量新鮮的芹菜擺在餐桌上。不論是利用種子或利用苗，都可以輕易地成長。如果住在公寓中沒有庭園，以盆栽的方式種植較好。

※　※　※

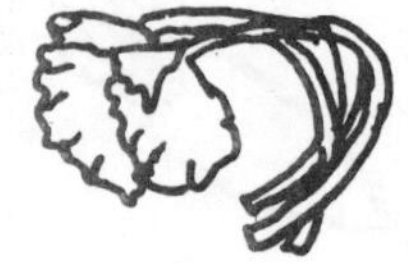

欵冬

欵冬所含的鈣質量並不是非常多，鈣與磷的比例為二比一，在體內非常容易被吸收。

此外，欵冬嫩莖在營養方面，比成熟的欵冬更好。而且，又含有維他命A、B_1、B_2，是黃綠色蔬菜的一種。

欵冬是可以品嚐季節風味的蔬菜。調理時，一定要注重色、香、味俱全。

要使欵冬保持美麗的色澤，秘訣就是不論是在略燙或煮的時間，加熱時間都要縮短。這是因為欵冬的綠色葉綠素會因煮汁的醬油的酸，或加熱的緣故而變色，所以短時間加熱，要使味道溶入其中，可以用冷的調味液浸泡欵冬。

這麼一來，便能維持欵冬的爽口感與美味。

※　※　※

最近，豆腐渣是一道深受歡迎的菜餚。

製造豆腐時，剩下的大豆殘渣就是豆腐渣。雖說是殘渣，卻含有許多鈣質與纖維。中老年齡層的骨骼較脆弱，腸的功能不良。豆腐渣是最好的供給鈣質與纖維的食物源。纖維能促進腸的蠕動，使排便順暢，也能防止膽固醇積存於體內，有助於預防動脈硬化。

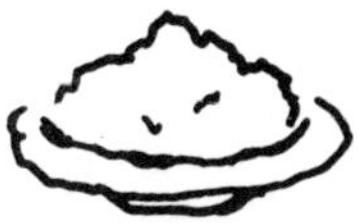

豆腐渣

豆腐渣能夠吸收油，建議各位用維他命E或亞油酸較多的植物性油，來做「炒豆腐渣」。小鉢中裝七分滿的「炒豆腐渣」，吃了就可以攝取到一〇～一五公克的植物油。而且，一點也不會覺得有油膩感，最適合喜歡吃清淡食物的病人或老人。

※　※　※

「蒟蒻可以清掃肚子。」

在孩提時代，就聽到大人這麼說。因此，許多人會忍耐著性子，吃不太好吃的蒟蒻。這種像砂一樣的顆粒迅速地通過腸中，使不需要的東西全都排出來……，這是一般人的想法。

的確，蒟蒻是肚子的珍貴清道夫。這是藉助纖維成分葡甘露聚糖的作用所造成的。

葡甘露聚糖能去除身體不必要的物質，並予以排泄。由於具有如此卓越的功效，因此，以前的人會說，「一個月要吃一次蒟蒻」。到目前為止，我都難以忘懷這個習慣。

以營養學的觀點而言，蒟蒻與蕈類是無熱量的物質，也被認定是保持青春的素材。

所謂無熱量，很容易讓人以為蒟蒻是海藻的同類，不過蒟蒻芋這種凝固葡甘露聚糖碳水化合物的物質，是芋類的一種。為了凝固葡甘露聚糖，而完成了加入鈣的蒟蒻。

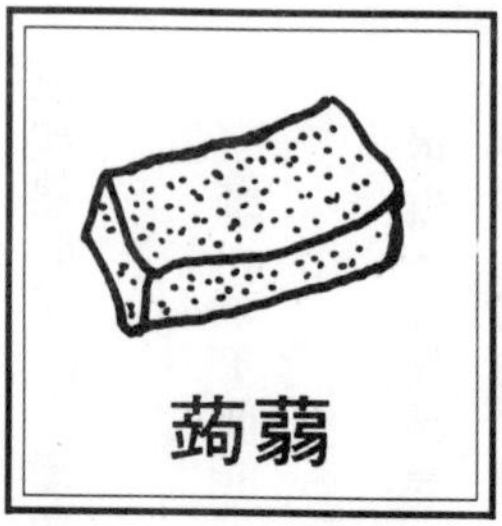

因此，雖然蒟蒻沒有熱量，卻是含有鈣與鉀的食品。

由於具有這項特徵，因此，蒟蒻成為對於成人病有效的食品，而且是低熱量，高效果的食譜。與蕈類或海藻等無熱量的食品組合，加上海藻的鈣質，以及促進鈣質吸收的蕈類的維他命D，就能夠提昇鈣質吸收效率。而且，含有許多纖維成分。具有這麼多的效能，因此除了調味料的成分以外，幾乎是無熱量的，要更加巧妙地予以利用。

※　　※　　※

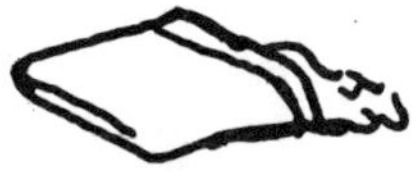

黃豆粉

黃豆粉中，含有蛋白質、纖維、鐵、鈣、維他命B_1、B_2等，是國人缺乏的營養素。而且，將難以消化吸收的大豆研磨成粉狀，能夠提高利用效率。

黃豆粉可以和米一起做成餅來吃，因此，以營養學的觀點來看，這是非常有效率的吃法。黃豆粉的蛋白質和米的蛋白質能互補欠缺的氨基酸，形成良質的補給。

此外，米的醣類在體內轉換為熱量，必須要維他命B_1，而黃豆粉中，含有豐富的維他命B_1。希望各位在做菜的時候，要經常予以使用。可以加入肉湯裡燉，或是在炸食物的時候，沾黃豆粉一起炸，可以採用各種調理方法。

※　　※　　※

以前，一般人都只用芝麻或杏仁等的種子。

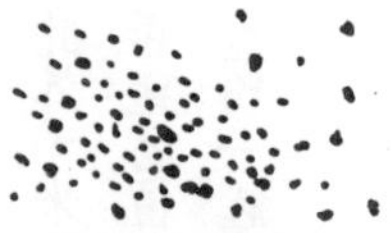

芝麻

經常會發現在研磨芝麻的時候，產生油脂，形成糊狀。原本已經足夠的芝麻，沒想到只剩下一點點的量而已。

代替塗抹在麵包上的奶油，很快就用完了。這研磨的芝麻是一〇〇%的植物性糊，可以預防成人病，也是鈣質、維他命E的強力補給源。

自行減肥的人，經常會出現貧血現象。但是，如果攝取充分的芝麻，就不要緊了。含有豐富的鐵，也含有相當多能延長紅血球壽命的維他命E。據說維他命E是恢復青春的維他命，平常攝取芝麻，能夠減少白髮，皮膚具有光澤，腦細胞功能活絡。

焦躁時，芝麻中所含的大量鈣質能夠鎮定神經。而且，也含有很多維他命B_1。這些都有助於食物營養的有效吸收，能夠消除疲勞。

但是，芝麻一定要磨碎，形成容易消化的型態，否則無法吸收。

超級市場販賣炒芝麻或芝麻粉等，可以立刻使用的商品。但是，一旦加熱或磨成粉以後，脂肪的氧化非常迅速，香味也會流失。因此，如在使用時再來炒，或是磨成粉，才是巧妙的利用方法。

磨成糊狀以後，就能使亞油酸或維他命E等有效成分發揮作用。而且，使用於各種料理中，也非常方便。

白芝麻放入厚煎鍋中，用小火炒成茶色，再移到研缽中，趁熱加上芝麻油，研磨成糊狀，然後放入玻璃瓶中保存。

此外，含鈣質較多的樹木種子，包括杏仁與罌粟子。做成點心或啤酒的下酒菜，相信是大家都知道的東西。在平常的料理中，不予以使用。然而，這些樹木種子中，含有許多能保持青春的維他命。

※　※　※

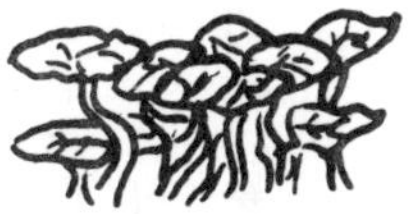

芋莖

以野澤菜著名的長野的野澤，據說在懷孕時，用芋莖煮鯡魚味噌湯，對身體很好。

的確，由成分表中可知，芋莖含有許多鈣質。

乾的芋莖一〇〇公克中，鈣質含量為一二〇毫克，泡軟煮過的芋莖則為一三〇毫克。

芋莖再加上鯡魚，就更能增加鈣質的攝取量。

在超級市場的乾貨銷售場與自然食品店中，都售有芋莖。曬乾後的芋莖，較能長久保存。芋莖略微用水沖洗以後，浸泡在水中，直至泡軟為止。

鍋子中的水煮沸，放入芋莖煮十分鐘以後，去除灰分，把水倒掉，放入冷水中浸泡五分鐘，切成容易吃的大小。

第四章

檢查危險的飲食型態

與其吃藥，不如充實每天的飲食

罹患疾病以後，必須要靠著吃藥打針才能痊癒，這是現代人的想法。甚至即使價格有些昂貴，只要認為「對治療癌症有效」，或是「能使血壓下降」，便會花大筆的金錢去嘗試。但是，花了這麼多錢，真的具有效果嗎？服用起來一點都不美味的藥物，而想要得到健康，這舉動實在令人感到懷疑。

與其依賴藥物，還不如重視每天的飲食。身邊的食物能夠隱含著對抗疾病的偉大效果，有一些食物在每天的生活中攝取，自然有助於創造健康。

本章從每天的飲食生活中，應該注意的事項，來探討飲食生活型態。在此，為各位敍述如下：

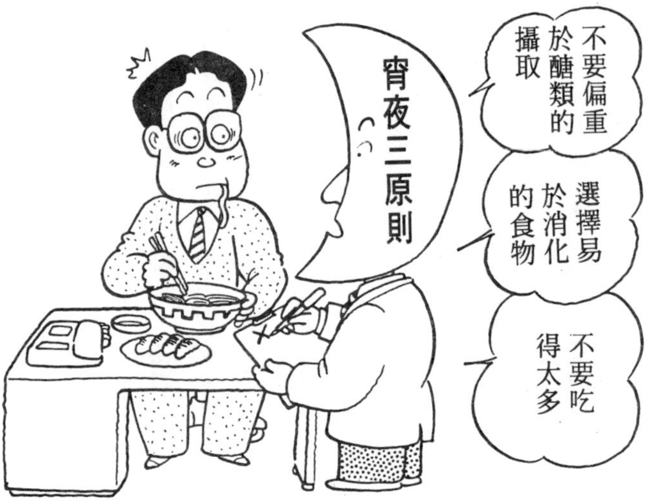
宵夜三原則
不要偏重於醣類的攝取
選擇易於消化的食物
不要吃得太多

●生活時間不規律的人

人體的各種機能是以一天二十四小時為周期，形成晝行性的機能。因此，要度過舒適的一天，正常的規律生活是不可或缺的。

但是，實際上卻因為經常夜勤或加班，而過著不規律的生活。

蛋白質的消耗在每天規律正常的生活期間，不會有所變動。但是，一旦生活不規律，或是熬夜時，就會導致蛋白質的消耗大量增加。

但是，在夜晚時分所吃下的蛋白質，在體內的利用效率非常差。因此，熬夜工作到很晚，而只在晚餐時，集中攝取蛋白質，也無法產生很好的效果。

此外，生活時間不規律的人，吃宵夜的機會也較多。這時，必須注意以下的事項：

①不偏重醣類的攝取

宵夜成為體內的脂肪，在體內蓄積的比例非常高，尤其糖類最容易成為脂肪。像麵、蛋糕等點心類，不適合當成宵夜來吃。

②選擇容易消化的食物

夜晚時，消化能力降低，因此，要吃容易消化的食物。吃了以後，立刻睡覺的話，對胃會形成負擔，最好在睡前二小時就吃飽。

③不要吃得過量

晚上很晚才睡，會導致疲勞。因此，為了消除疲勞，必須攝取良質蛋白質與各種維他命。不過，宵夜吃得過多，第二天早餐就會不想吃，所以必須注意這一點。

由這一點來看，豆腐、半熟蛋、蒸蛋、牛乳、燉湯類、湯類、布丁、甜奶油凍、酸乳酪、乳酪等，都是適合當甜宵夜的食品。

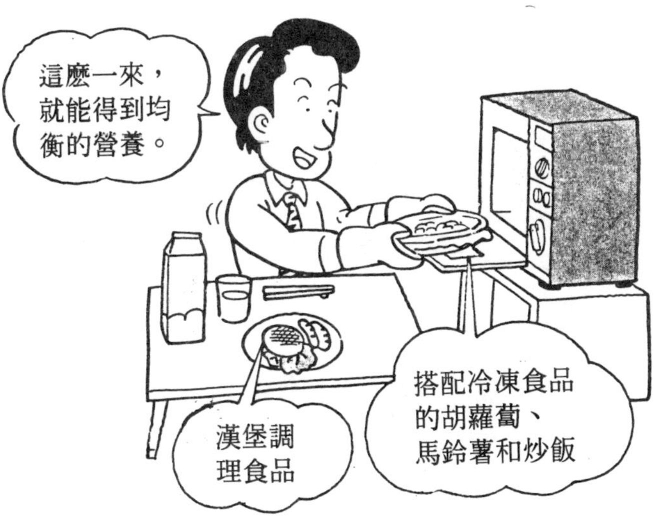
這麼一來，
就能得到均
衡的營養。
搭配冷凍食品
的胡蘿蔔、
馬鈴薯和炒飯
漢堡調
理食品

●單身貴族

經由生活調查發現，不吃早餐的單身貴族很多，而且大約半數的男性都不吃早餐。

即使一天的必要營養素都很充分，但是要創造一天的規律，早餐是最重要的。不吃早餐的人，與其滴水未進，還不如養成「吃一點東西」的習慣。

只喝咖啡的人，可以加入牛乳，做成咖啡牛乳來喝。吃吐司的時候，可以準備乳酪、火腿、香腸等，方便隨時可吃的東西，再加上番茄、萵苣、小黃瓜等，立刻可吃的蔬菜，以求取營養的均衡。

如果你認為「自己做飯實在太麻煩了」，經常在外吃飯的人，仍以單身貴族較多。可是，自己做飯，就可以控制自己的食量與調理法。而且，價格也較為便宜，最初可以使用携帶用的便利食品，或巧妙利用冷凍食品，漸漸養成自己做飯的習慣。

例如：漢堡調理食品加上冷凍食品中的馬鈴薯、胡蘿蔔，炒飯的組合方式也很好。

●偏食的人

你是否被他人視為偏食家呢？

如果偏食只是對於食物的好惡有所不同，在營養方面應該不成問題。換言之，不吃這種食品，可以用其他食品來代替。例如：不吃豬肉，可以改吃牛肉或雞肉。

可是，完全不吃蔬菜，是屬於極端的偏食，會導致營養平衡失調，所以要多加考慮了。

①不吃蔬菜的人

可以把蔬菜切碎，與其他食品混合來吃。這麼一來，就可以緩和討厭吃蔬菜的抵抗感。

②討厭吃魚、肉的人

如果不能夠吃魚，卻能夠吃肉；不能夠吃肉，卻能夠吃魚，在營養方面，還不成問題。但是，討厭魚、肉的腥味，而不喜歡吃這一類食品的人，則必須加上香味蔬菜或香辛料等，以去除腥味。

例如：漢堡中加入肉桂，或雞肉中加入薑汁等，就能夠消除腥味。

煮魚，把魚搗碎，或做成魚片，或與其他食品混合，也是很好的方法。魚糕、火腿、香腸等食品，也可以代用。

但是，還有一種是非厭惡食物的偏食。這是由於對營養的誤解或資訊的不足所造成的。常有人說：「蛋含過量膽固醇，所以不能夠吃」，這也是由誤解所造成的一種偏食。

「鹹性食品對身體很好」、「吃新鮮蔬菜很好」等等，都是各種誤解。

為了防止這些誤解所造成的錯誤，要擁有正確的營養資訊。不論是喜歡或不喜歡吃的東西，都要攝取一、二種。總之，要求取營養均衡的飲食，這一點非常重要。

●喝酒過量的人

平常，喝酒過量的人為了避免損害健康，當然要注意酒量的問題，在飲食生活方面，也必須注意。換言之，為了提高酒精的處理能力，要多吃一些有助於肝臟機能的食物。

換言之，要多攝取肉、魚、蛋、豆腐等蛋白質食品，以及含有豐富維他命與礦物質的黃綠色蔬菜。平日就攝取這些食品，便能夠強化肝臟，緩和酒精所造成的害處。

許多人在外大吃大喝，回到家以後，還想要吃點東西。這種飲食方式會導致發胖，也會使營養不均衡，對腸胃造成負擔，所以要十分注意。

最好的方法就是補充在外吃東西所缺乏的營養，做法如此：

①僅吃生魚片，會導致蔬菜的缺乏

例如：在壽司店大吃大喝的人，會吃較多的壽司與生魚片，而攝取到足夠的熱量與蛋白質。但是，卻會導致蔬菜不足的傾向。為了補充蔬菜的不足，要吃冷的番茄沙拉。喝過酒以後，吃起來更覺口味清爽。

若要攝取較多的量時，也可以用燙、炒、煮的方式來攝取。

②營養均衡的飲食要多吃水果

如果吃中華料理或西洋料理等營養均衡的食物，要吃橘子或一個水果來補充。

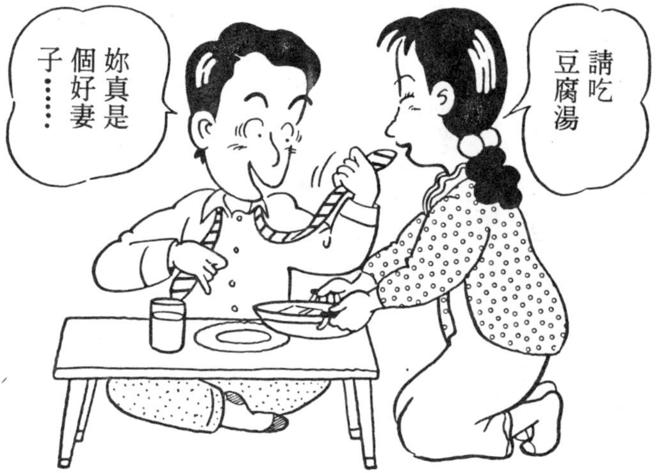

特別是水果中含有果糖，具有使血液中的酒精迅速排出體外的作用，能夠防止惡醉。同時，在喝過酒以後，更覺美味。

此外，如果只吃一點下酒菜，幾乎沒有吃任何東西，而只是喝酒的人，也必須要好好地補充蛋白質食品。

這時，蛋白質食品最好是選擇豆腐、半熟蛋、牛乳、乳製品等，容易消化的食物。

例如：半塊豆腐加上白菜、蔥、青菜、香菇等，做成豆腐湯最適合。

這些食物對腸胃不會造成負擔。回家以後，更能充實解放感，消除壓力。

許多人因為肚子餓，回家以後又吃飯或麵類。如此，卻因攝取過多的熱量，而造成肥胖。

●應酬較多的人

由於工作上的關係，吃喝過量，而造成肥胖。特別是在意血壓或中老年齡層的人，必須訂定飲食自衛的方法。

經常交際應酬的人，無法隨己意來選擇食物。因此，在自己可以選擇食物的營養早餐時間，要求取營養均衡的食品。為了使早餐吃起來非常美味，至少在睡前二小時內，不要吃任何東西，儘可能減輕胃的負擔。

①參加宴會時

牛乳、乳酪、酸乳酪等乳製品，能夠保護胃粘膜。在喝酒以前，喝一瓶牛乳或吃一塊乳酪較好。另外，可以先吃一點東西裹腹，以防止在宴席中吃喝過量。

②吃日本料理時

日本料理比西式料理和中華料理的熱量攝取較少。但是，如果全部都吃，可能會攝取過量。因此，如果是蔬菜料理，必須要全部吃。若是魚料理或肉料理，只要吃一種，或是每種各吃一半就可以了。

此外，日本料理比西式料理和中華料理的鹽分多。吃時，不要沾太多醬油，以免鹽分攝取過量。

③吃西式料理或中華料理時

吃西式料理或中華料理時，會攝取許多熱量。如果全部吃下，可能會攝取一天份的熱量。如果是擔心成人病的人，最好只攝取一半以下就好了。

④飲酒時

參加宴會時，不可或缺的就是酒。按照飲用方法的不同，有時能夠成為「百藥之長」，有時當然也會損害健康。

即使是善飲的人，人類肝臟處理酒精的能力大致相同。以日本清酒而言，一壺酒約需三～四小時的處理時間。如果一口氣喝超過處理能力的酒，對肝臟會形成負擔。

在酒席上，通常是你敬我一杯，我敬你一杯，所以最好的方法是以自己的方式享受飲酒之樂。悠閑地飲酒是最好的方法。

●單身赴任的人

許多上班族都單身赴任，據說全國共有一五萬人。

單身在外工作的人，除了工作管理以外，健康的自我管理也非常重要。同時，單身赴任的人以四〇～五〇歲，擔心成人病的人較多。

原本過著規律飲食生活的人，一旦單身赴任以後，要考慮一天的食量或營養均衡的問題，可能會覺得很麻煩，最後就會吃一些自己喜歡吃的東西，或簡便的食品。

當然，在健康方面，也容易產生許多問題。例如：蔬菜、食物纖維的不足，會導致肥胖、糖尿病、高脂血症等疾病，在預防方面也會造成問題。營養不均衡的飲食，會造成維他命B_1、B_2、C、鈣質、鐵等的缺乏，如身體又勉強工作，將持續出現倦怠的狀態。當然，也無法努力從事原有的工作了。

這時，就必須考慮各種營養素的過與不足的問題。簡單的標準就是一天攝取三〇種以上的食品。一天攝取三〇種以上的食品，看起來似乎很困難。但是，還是要多下點工夫，儘可

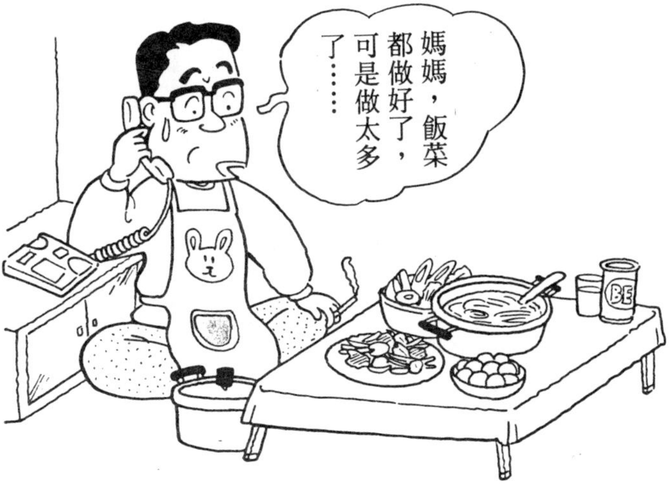

能做到這一點。

例如：以外食為主的人，與其吃麵類、壽司或蓋飯，還不如吃定食、套餐，就可以吃到較多的食品了。

即使單身在外工作，有的男人還是很喜歡做菜，每天在廚房中洗手做羹湯。這不只是為了自己，在營養方面能夠求得均衡，使體調不致於崩潰。更能使遠離的家人放心，是很好的做法。

但是，必須注意到的就是維他命缺乏的問題。如果有家人在身旁，就不必擔心了。若是單獨在外，這問題會一直存在著。

維他命類的注意點，主要在於蔬菜。如果一次大量購買，要一次吃完，必須花很多天的時間。以致蔬菜中的維他命C，每天都會減少。貯存高麗菜時，三天會減少一二%，六天會減少二一%的維他命C。擱置在室溫二三～三六度的蔬菜類，維他命C在三天內就會減半，一週內就只剩下一〇%以下了。

維他命B_1經由長時間的貯存，也會減少；而維他命B_2遭到陽光的照射，就會破壞。為了防止維他命類的減少，放入冰箱中冷藏較好。但是，最好少量購買，早點吃完。

連維他命的減少都能注意到的人，當然就能夠得到獎賞了。畢竟，單身在外工作的人，通常都會導致蔬菜攝取量的不足。

●外食的人

外食的人營養過於偏頗。這種偏頗最大的缺點，就是鹽分攝取過量，黃綠色蔬菜不足，以及油炸食品攝取過量。黃綠色蔬菜不足時，維他命A或C的纖維就會缺乏。維他命A能增強細菌對抗粘膜的抵抗力，維他命C能產生抵抗力。同時也有增強對方壓力的作用。此外，纖維有助於預防癌症。日本人經常罹患的胃癌，鹽分攝取過量也是原因之一。可是，如果午

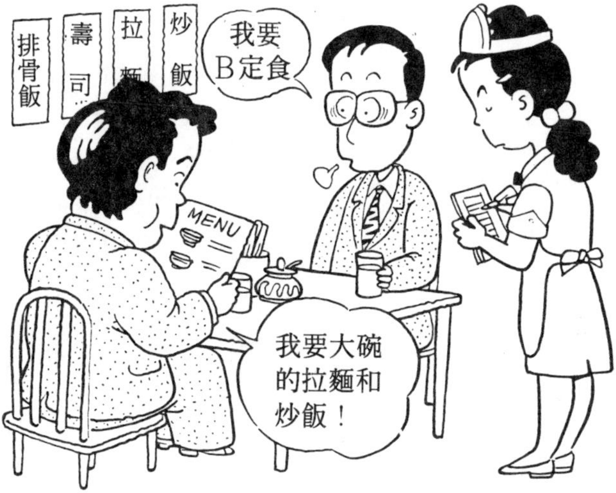
炒飯
拉
壽司
排骨飯
我要B定食
MENU
我要大碗的拉麵和炒飯！

餐吃便當，就能夠補充外食的缺點。不只是癌症，也能夠預防成人病。

根據大妻女子大學的阪本清教授的說法，「便當中菜飯各半，能夠得到理想的熱量來源。量適當，而且有許多動植物食品，可說是營養最均衡的典型食品。」

基本上，外食的人要注意以下的事項：

①注意食物的組合

麵類、蓋飯類、壽司等單項食品，營養攝取無法均衡。要選擇定食類的主食（飯、麵包、麵類）、主菜（以肉、魚、豆腐、蛋為主的料理）、副菜（蔬菜料理），才能求得營養的均衡。

②不要忘了補充不足

經常在外用餐，無法得到完善的飲食，特別是牛乳、乳酪、酸乳酪等攝取不足。此外，由於常在外用餐，蔬菜攝取量也明顯不足。千萬不要忘了喝杯蔬菜汁。

尤其是經常外食的人，必須考慮熱量的問題。

午餐最適合活動量最多的下午，所使用的活力源，所以絕對不容忽視。一天攝取的熱量，最好是以早餐一、午餐二、晚餐一的比例來分配，至少三餐都要攝取平均的熱量。

根據厚生省所示的營養所需量，以上班族為主的三〇～五〇歲的人，攝取熱量標準：男性為二二〇〇～一九五〇大卡，女性為一八〇〇～一六〇〇大卡。由於工作關係，而必須來回奔波的營業員或養育子女的主婦，則必須攝取更多的熱量。

要利用午餐時間，每天攝取相同的熱量是不可能的。男性最好攝取九〇〇～八〇〇大卡，女性最好攝取七五〇～六五〇大卡。

補充不足的熱量，可以攝取蛋（中一個）、酸乳酪（一三〇ｃｃ），或是另外再點一道菜，這是很好的方法。

早餐吃得過於簡便，晚餐卻吃得很豐富，這種用餐型態不適於提昇白天的勞動效率，只會導致夜間的肥胖，必須要小心謹慎。

●肥胖者

對人體而言，最理想的一天飲食型態是以午餐為主，以一比二比一的型態來攝取早、午、晚三餐。午餐要注意到質與量的豐富飲食，才容易進行下午的活動，而且也容易消化。不吃早餐的人，大多缺乏食慾；到了吃午餐時，恐怕無法吃得很多。到了晚上，用了餐以後，大家都不會再活動，因此消化不良。

如果沒時間吃早餐，在用晚餐時，注意攝取質與量豐富的飲食，這也是無可厚非的事。但是，在做法方面，一定要求取食譜的營養均衡。

肥胖者要特別注意一天的飲食量與次數。對於肥胖者而言，晚上吃得過多，只會導致脂肪不斷堆積在體內。

在身體不斷勞動的午餐時間，要多吃點東西。晚餐則必須吃得少一些，持續這麼做，身體自然習慣以後，早上就會覺得餓了。

●依賴健康食品的人

健康食品的年銷量不斷地上昇，已經不再是一種風潮，而根深蒂固於生活中。

不過，健康食品的確存在著許多問題。沒有不斷使人伸高，可以成長的食品，而一些所謂含有鈣質或維他命的食品，營養素也非常少，有的則是營養素太多，這都是缺點。有的會引起下痢或浮腫等副作用，都只能算是不健康的食品。

這些食品是否真能帶來「健康」的效果，實在令人懷疑。

如果在普通的飲食中，很清楚地了解到「自己所欠缺的營養素」，那麼利用健康食品來充分補充，並沒有任何不妥。可是，千萬不要把健康食品當成一種信仰，每天每餐都大量地吃。吃得肚子太飽，就會喪失營養的平衡。不可忘了飲食的基本應該是「吃各種食物」。

●喜歡吃蔬菜沙拉的人

不久以前，蔬菜沙拉被視為是美容食品，而為人所廣為宣傳，甚至有蔬菜沙拉專售店開張營業。嚮往擁有苗條身材與美麗肌膚的女性，競相吃起蔬菜沙拉來了。

但是，蔬菜沙拉中常用的小黃瓜、高麗菜、芹菜、萵苣都是屬於淡色蔬菜，不可能含有豐富的維他命A或C。只是吃蔬菜，當然會導致蛋白質缺乏，肌膚衰退，對健康也會造成不良的影響。

於是，有人對喜歡吃蔬菜沙拉的人提出警告，以往嗜吃沙拉的人，刹時開始遠離沙拉。不過，實際上沙拉並不是壞東西。

攝取蔬菜沙拉有一重點，就是不可以把蔬菜沙拉當成主食。要多攝取黃綠色蔬菜，才能增加維他命或礦物質的實質攝取量，淋上美味的調味醬（藉此就能防止破壞胡蘿蔔或小黃瓜中所含的維他命C的抗壞血酸氧化酶的作用）。此外，若無法攝取到蛋白質，則必須攝取香腸、火腿、培根、煮蛋、乳酪等，放入沙拉中一起攝取，這才是完善的美容食品。

但是，有許多人並不知道「黃綠色蔬菜」的基準。

蔬菜沙拉中，經常利用的黃綠色蔬菜如下：

綠蘆筍、菜豆、秋葵、小松菜、生菜、青梗菜、番茄、胡蘿蔔、芹菜、青椒、綠花椰菜、高麗菜等等。

●無法熟睡的人

快食、快眠、快便是健康上的重點，尤其是否能夠熟睡，對於工作效率有很大的關係。晚上為了熟睡，在晚餐時，最好是吃能縮短在胃內停留時間的食物。一般而言，含脂肪較多的食品或使用油的料理，最好是避免在晚餐時食用。要吃魚的話，最好不要採用油炸的方式，而吃生魚片或蒸魚。要吃肉的話，選擇含脂肪較少的雞胸肉來吃較好。

但是，使用油的料理或含脂肪較多的食品並非不好。吃油膩的食物時，配上能促進消化吸收的醋漬菜，就不要緊了。能夠促進胃液的分泌，和醋大豆一起吃，有很好的效果。此外，花了那麼多工夫，好不容易做出不會使胃消化不良的料理。然而，吃得過量，也會使胃消化不良，所以晚餐只能吃八分飽。

第五章

含有豐富鈣質的食譜

① 沙丁魚昆布煮梅乾

認為做沙丁魚料理有腥味、容易受損、做這些小菜太麻煩，而對沙丁魚料理敬而遠之的人非常多。不過，沙丁魚和梅乾一起煮，就能夠去除腥味，連小骨都能夠煮軟，而直接吃。再加上昆布，能夠增加鈣質的攝取。由於昆布極為甘甜，只要略微調味，就能夠產生很好的效果。

●材料●
沙丁魚
昆布
梅乾
醬油
米酒
薑

作法●①在水中浸泡煮高湯的昆布，取出高湯。

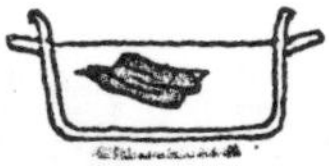

②去除沙丁魚的內臟。

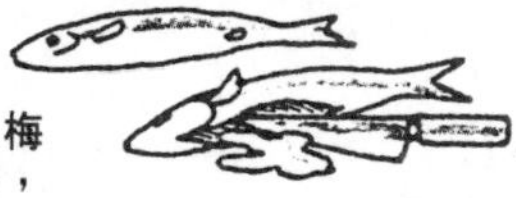

③高湯煮沸以後，加入梅乾、醬油、米酒、酒，做成煮汁。

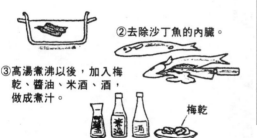

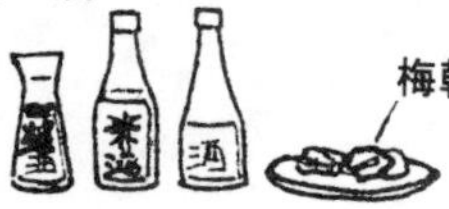

④煮汁煮滾以後，放入沙丁魚，關小火，蓋上蓋子燜煮。

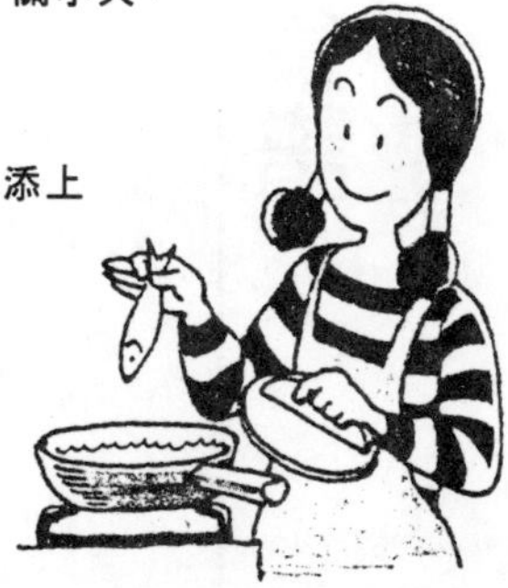

⑤煮好以後，加上梅乾，盛盤，添上薑屑，就可以吃了。

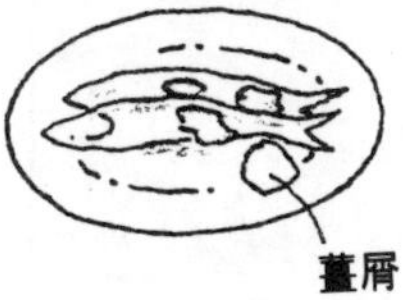

◉建議：一定要把煮汁煮沸了，才可以加入魚，以使魚表易於凝固，不致煮破。

② 柳川鍋

受人忽略的泥鰍，營養成分非常好。因此，現在擺在店面、超級市場或魚店販賣的機會增加了。由於泥鰍十分黏滑，有時候難以處理。市面上售有已經處理好的泥鰍，便於調理。泥鰍含有豐富的鈣質源，不吃實在太可惜。

●材料●

- 泥鰍
- 蛋
- 牛蒡
- 高湯
- 花椒
- 米酒
- 砂糖
- 醬油
- 醋

作法●①牛蒡削皮，浸泡在醋水中去除灰分（澀液）。

②泥鰍削成薄片，撒上酒。

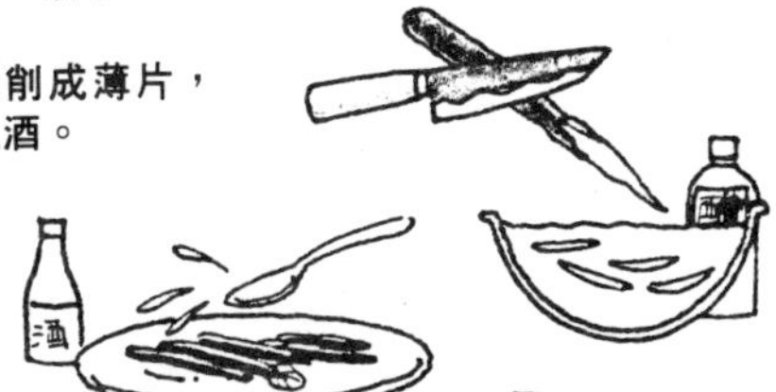

③煮沸高湯，加入酒、砂糖、鹽、醬油，做成煮汁。

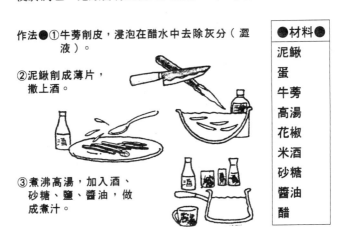

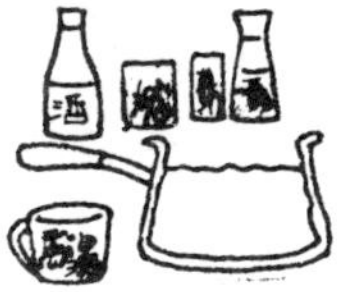

④在鍋中先舖上牛蒡，排上泥鰍，倒入高湯。

⑤蓋上蓋子，用小火煮軟為止。

⑥泥鰍煮軟以後，淋上蛋液，然後熄火。

⑦蓋上蓋子，燜一下，使蛋凝固。食用以前，再撒上花椒。

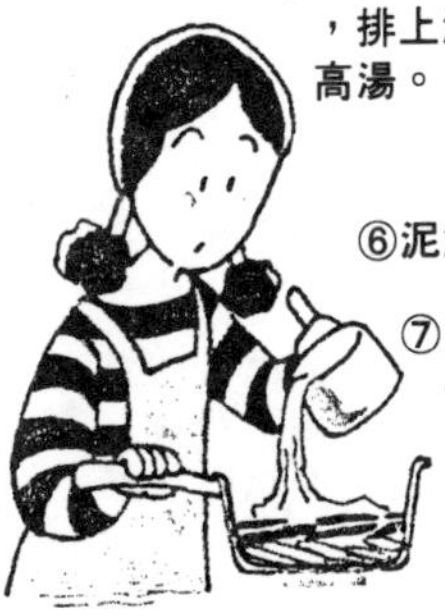

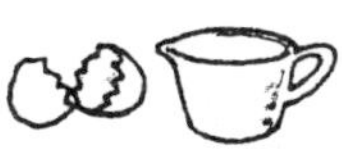

③ 骨仙貝

若不諳把魚去頭剔骨，切成三片的技巧，不要引以為恥。實際上，做菜時，除了使用魚肉以外，剩下的魚骨也有許多用途。骨仙貝就是把剩下的魚骨炸得酥脆，以備食用。香味四溢，食用時十分美味，還是安心地購買一整條魚吧！

●材料●

- 魚骨
- 炸油
- 黃豆粉
- 檸檬
- 花椒
- 醬油

做法●①洗淨魚骨的血液。

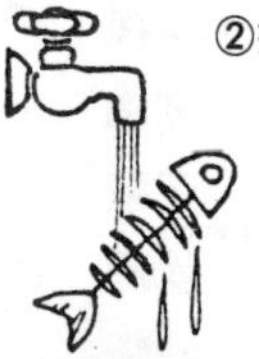

②撒上黃豆粉，用油炸二次。

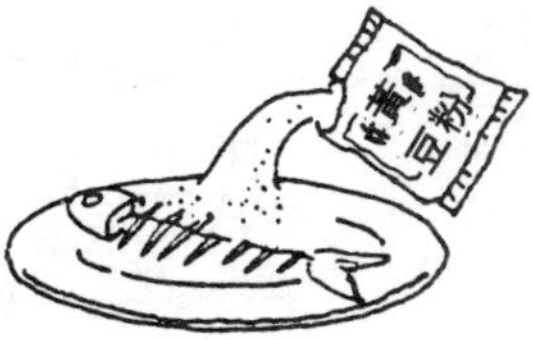

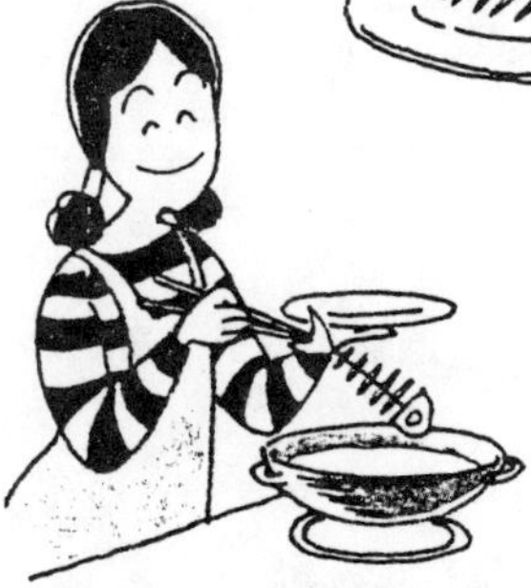

③撒上花椒，沾醬油和檸檬汁來吃。

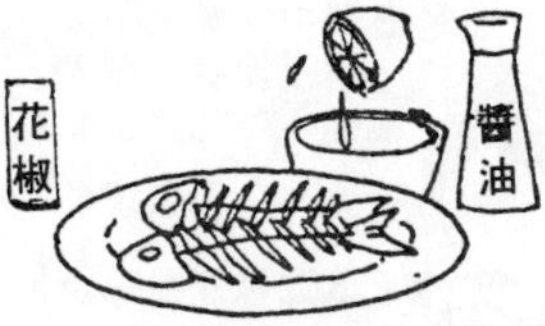

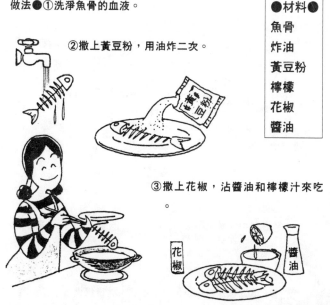

◎**建議**：所謂「炸二次」，即用火炸至魚熟透為止，然而外側還要再炸一次的技巧。先用低溫的油，把整隻魚炸熟，倒出材料，再增加油的溫度。第二次炸的時間只要數十秒鐘，用高溫的油來炸。注意溫度不可下降，少量炸較好。

④ 豬肉芝麻糊

維他命等營養成分損失最少的調理法，就是採用「蒸的方式」。肉中的脂肪較少，而且含有豐富蛋白質氨基酸的豬肉，採用蒸的調理法，豐富的維他命B群也不會流失。由於脂肪較少，吃起來有硬梆梆的缺點，可以利用芝麻油來彌補。

●材料●

芝麻
豬腿肉
米酒
蔥

做法●①芝麻炒過以後，用研缽磨成粉狀（直到呈糊狀為止）。

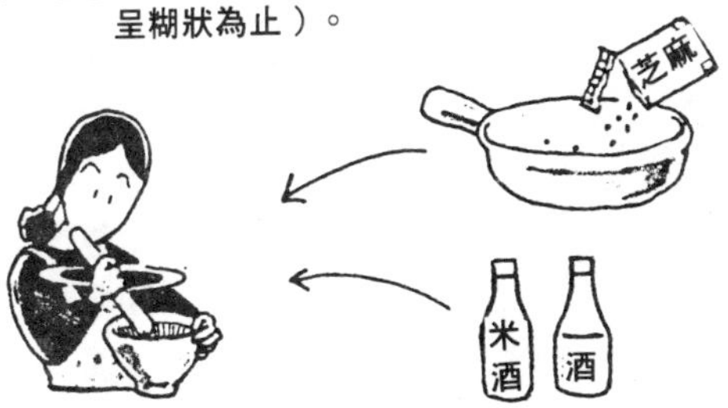

②在芝麻中加入酒和米酒，略微調拌。

③豬腿肉切成薄片，沾芝麻糊，重疊成數層。

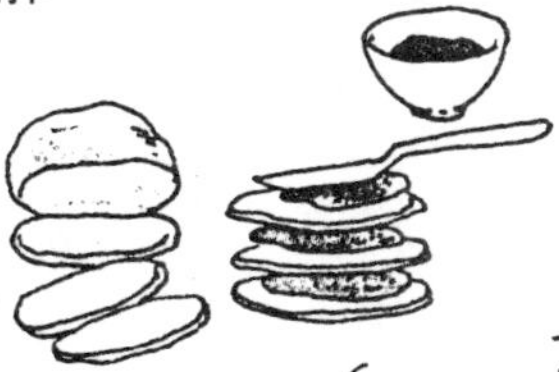

④放入蒸籠中，用強火蒸一小時。

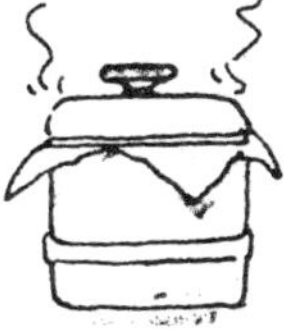

⑤蒸軟以後，切開，撒上蔥花。吃的時候，沾醬油吃。

⑤ 涮涮鍋

餐桌上，大家所熟悉的涮涮鍋，能夠利用熱湯沖洗掉肉的脂肪，有益健康。而且，能使蔬菜等的營養流失至最低限度。配合各種藥味的調味料，能夠補充維他命，防止氧化，發揮藥味蔬菜的作用。

●材料●

薄豬肉片
茼蒿
白菜
蔥
新鮮香菇
胡蘿蔔
豆腐
粉條
昆布

做法●①用昆布做高湯（水中加入昆布，然後加熱）。

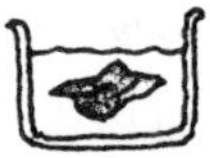

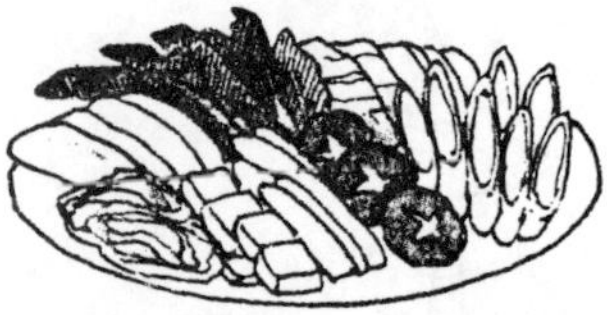

②材料全都切成薄片，呈適度食用的大小。

③做好醋醬油、芝麻味噌二種沾料，儘可能準備蔥、蒜、胡蘿蔔泥等藥味。

④高湯煮開以後，每份材料以一口便能吃完的分量放入高湯中涮煮（蔬菜只要碰到高湯即可）。

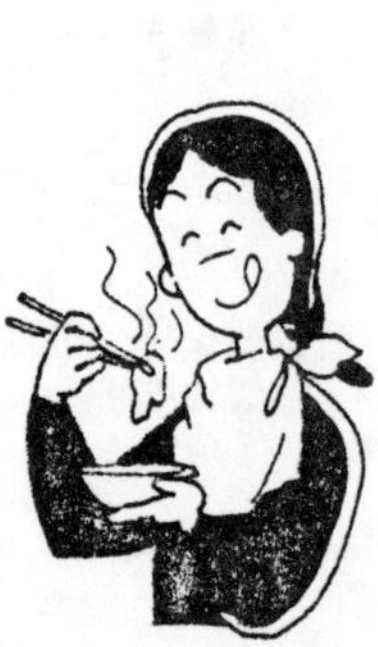

⑤配合各人的喜好，利用沾料和藥味沾煮熟的材料來吃。

⑥
香菇煮雞翅膀

同是動物的肉，可是卻因動物所吃的食物或運動的不同，營養成分也有所不同。以雞為例，經常活動的翅膀部分，肉中含有許多鈣質。如果和香菇一起煮，也能攝取到骨中所釋出的軟骨素等成分，對肌膚和頭髮都很好。

●材料●
雞翅膀
乾香菇
米酒
醬油
芝麻
高湯

做法●①乾香菇泡水還原。

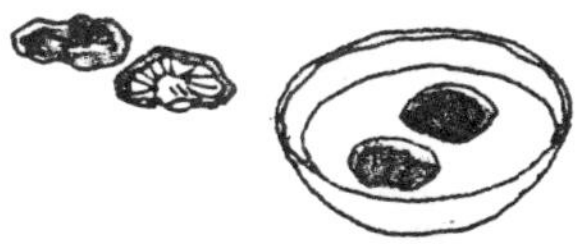

②雞翅膀先略煮後撈起。

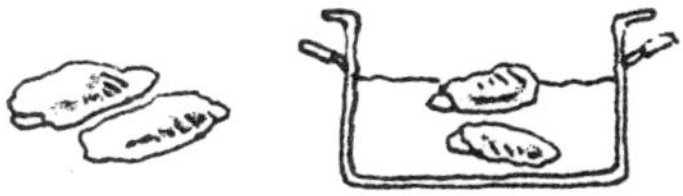

③在鍋中倒入芝麻油，炒煮過的雞翅膀。

④煮成茶褐色以後，加入香菇，倒入米酒、酒、醬油與少量的高湯一起煮。

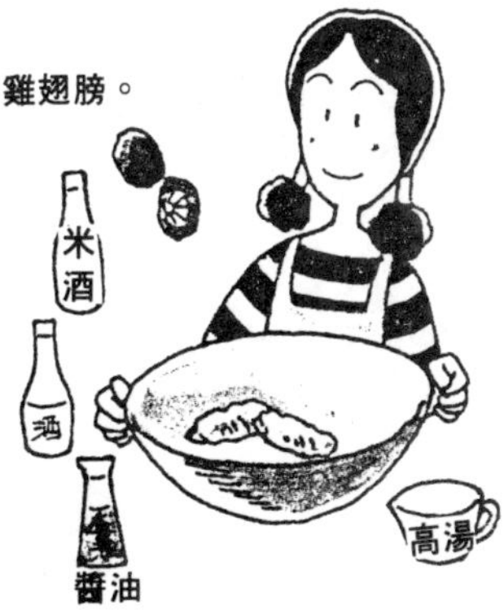

⑦ 羊栖菜飯

煮海藻的羊栖菜飯，是最具代表性的「健康料理」之一。但是，僅靠白飯，並無法補充維他命B群、鈣質與纖維質，藉此就能輕易獲得補充。

●材料●
昆布
羊栖菜
豬肉
米
紅薑
四季豆
蛋
酒
醬油
砂糖
高湯
油
五香紫菜

做法●①羊栖菜洗過以後，用水浸泡20分鐘。

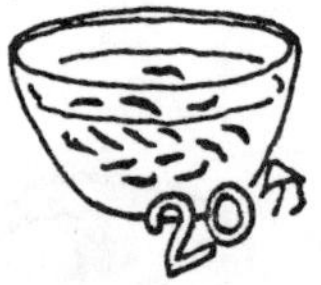

②豬肉用油略炒過以後，加入羊栖菜一起拌炒。

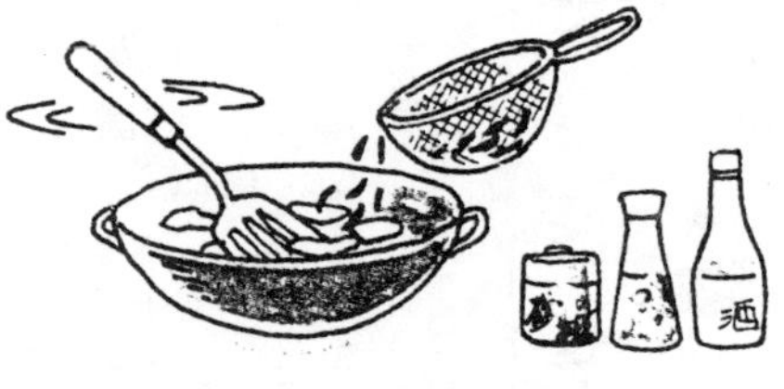

③放入砂糖、醬油、酒一起煮。

④在這期間，用高湯煮好飯。飯煮好以後，再拌入羊栖菜中。

⑤盛盤，其上鋪上五香紫菜、錦絲蛋、細切的四季豆，並飾以紅薑。

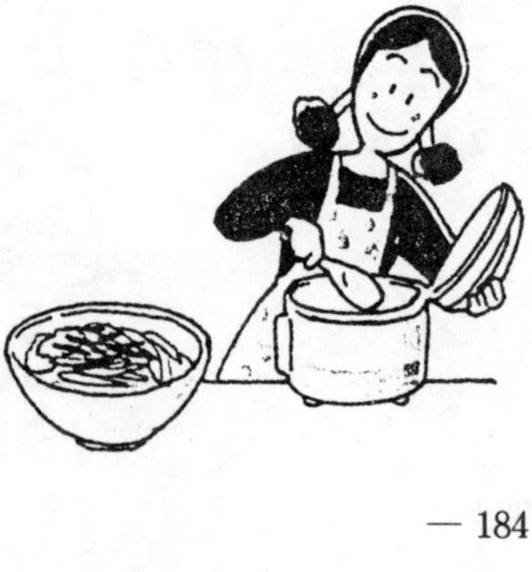

⑧ 蓮藕球

蓮藕中除了含鈣質以外，還含有現代人所缺乏的纖維成分。而且，沒有熱量，可以預防肥胖。不過，由於蓮藕球是油炸食品，不可以食用過量，以免攝取過多的油脂。此外，油會抑制胃液的分泌，為有助於消化吸收，最好是沾檸檬和醋等佐料一起吃，這是健康飲食的秘訣。

●材料●

蓮藕
昆布
乾香菇
胡蘿蔔
蔥
白芝麻
小麥粉
麵包粉
蛋

做法●①用水浸泡還原的香菇、葫蘿蔔、蔥都切碎。

②蓮藕去皮，用擦板擦碎（擦板不要用金屬製，而要用陶器製的，才不會破壞組織）。

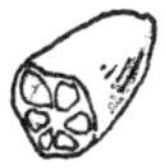

③切碎的蔬菜加入充分磨碎的芝麻，以及切碎的昆布調拌均勻。

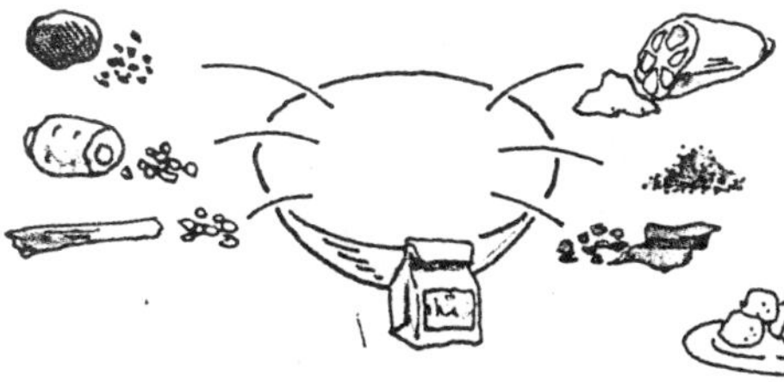

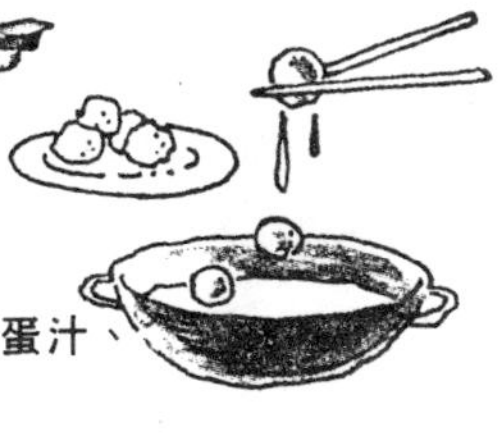

④混入少許小麥粉，調節硬度。

⑤捏成容易吃的圓形蔬菜球，沾小麥粉、蛋汁、麵包粉，放在油中炸。

◉**建議**：垂手可得的蔬菜都可以使用。此外，綠紫菜、紫蘇葉等，也可以用來增添風味。不論是日式料理或西式料理，都可以產生豐富的變化。

⑨ 毛豆汁

夏天喝啤酒時，不可或缺的下酒菜──毛豆，是植物性蛋白質大豆。而且，豆類中的鈣質含量豐富。再加上乳製品中，含有豐富鈣質的牛乳或蘑菇，更能使鈣質吸收率倍增。

●材料●
毛豆
牛乳
蘑菇
植物油

做法●①毛豆連豆莢一起煮，待色澤鮮艷以後，從滾水中撈出。再從豆莢中取出毛豆。

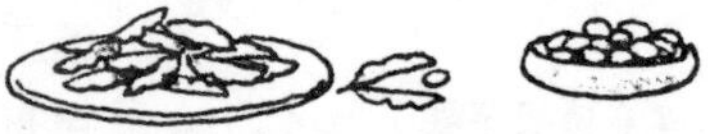

②蘑菇切成薄片，用植物油略炒。

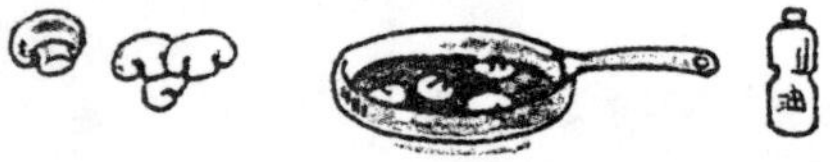

③在果汁機中放入毛豆、一半的蘑菇，以及牛乳，予以攪拌。

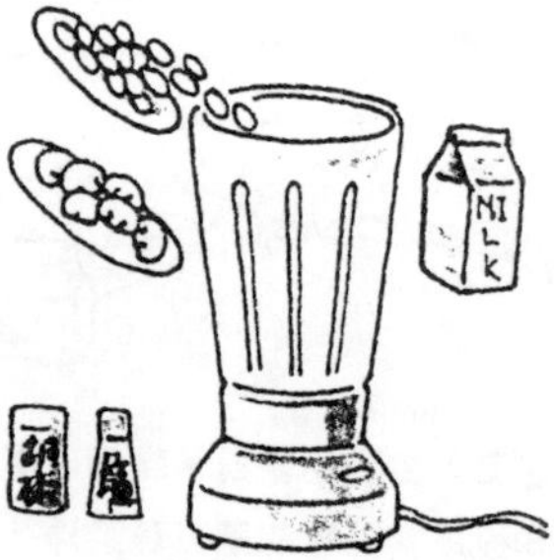

④用鹽和胡椒調味，食用以前撒上蘑菇。

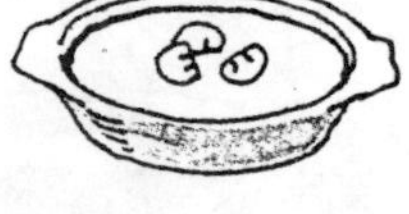

◉**建議**：現在，到處都可以買得到冷凍的毛豆。不只是夏天，終年都可以享受毛豆的美味。但是，在寒冷的季節最好吃溫熱的毛豆。利用果汁機打成湯汁，做起來非常方便。然而，過了一段時間以後，維他命類會遭到破壞，所以在食用以前，用果汁機攪拌。

⑩ 甜薯煮乳酪

甘薯使用堪稱乳製品之王的乳酪，成為充滿營養的點心。在芋類中，甘薯的鈣質含量最多，磷和鈣的比率非常好。再加上蘋果的酸味；吃來不會覺得很甜，或是帶來胃灼熱的症狀。在溶化的乳酪中，再加上甘薯的甘甜味，以及蘋果的酸味，非常地適合。從小孩到老人都愛吃。

●材料●
牛乳
乳酪
甘薯
蘋果
砂糖
白蘭地酒
葡萄乾
肉桂

做法●①甘薯連皮切成圓片，放入蒸籠中，約蒸15分鐘。

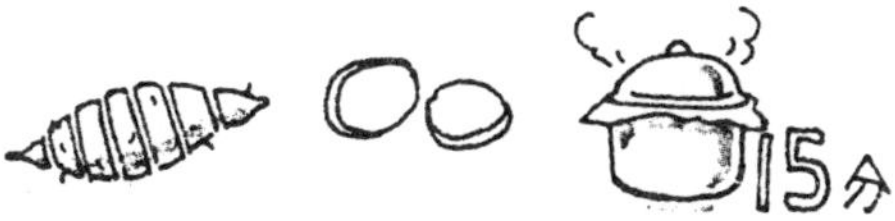

②在深鍋中放入甘薯、切成薄片的乳酪、葡萄乾、削皮的蘋果、肉桂、砂糖，交互重疊放置。

③煮至蘋果呈透明狀，乳酪溶解以後即可。分成適當大小，視各人喜好，沾白蘭地吃。

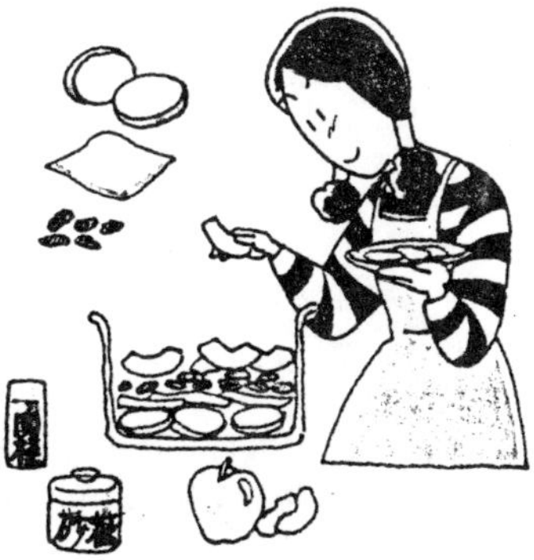

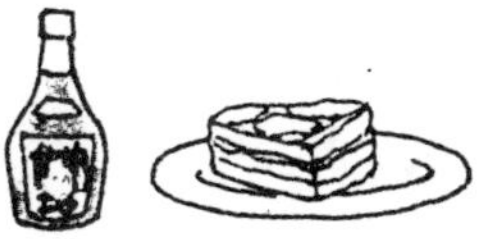

⑪
蘿蔔葉炒豬肝

買蘿蔔的時候，把葉子剝掉，實在是件浪費的事。蘿蔔葉含有豐富的鈣質、礦物質與維他命。而且，配合含有維他命與鐵分的豬肝一起煮，是相當優艮的營養食品。利用蘿蔔葉的辛辣，也可以去除豬肝的腥味。

●材料●
蘿蔔葉
豬肝
韮菜
薑
醬油
酒
油

做法●①豬肝切成薄片，充分洗淨，去除血液。

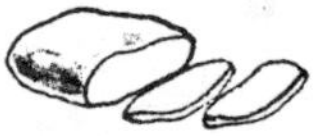

②蘿蔔葉、韮菜切成小段。

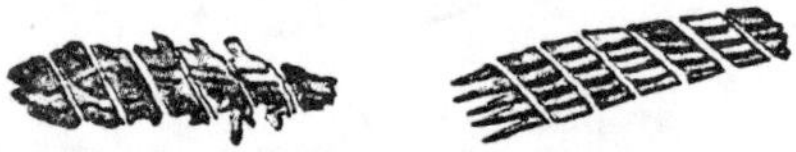

③煎鍋中熱油，爆香薑屑後，加入豬肝拌炒。

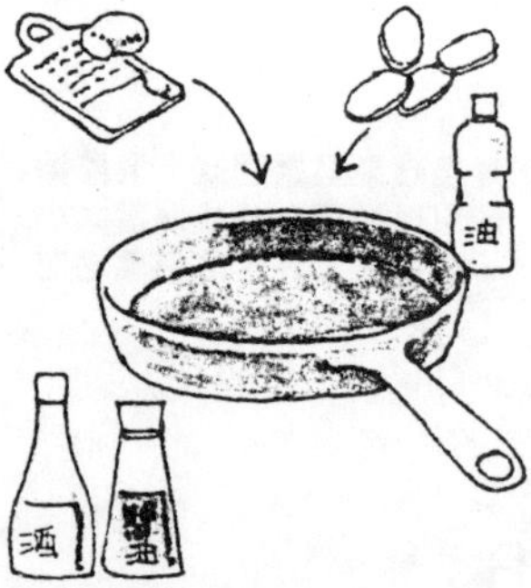

④豬肝炒熱以後，加入蔬菜，用強火炒，以酒、醬油調味。

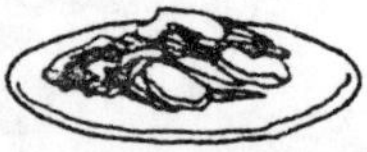

◉**建議**：要去除豬肝的腥味，可以把豬肝浸泡在牛乳中10～15分鐘。但是，長時間浸泡在水中，會使豬肝的維他命B群溶出，所以要適可而止。

⑫ 南瓜味噌湯

牛奶湯比玉米湯更能充分攝取到鈣質。除了牛乳的鈣質以外，也能攝取到蔬菜的維他命類與纖維成分。南瓜所含有的豐富維他命與蕈類或味噌所含有的營養成分，更能提高鈣質的吸收，所以這是最好的湯。如果採用味噌口味的湯，就不會在意牛乳的味道。不太喜歡喝牛奶的人，也可以使用。

●材料●

- 南瓜
- 牛乳
- 蘑菇
- 小麥粉
- 味噌
- 荳蔻
- 芹菜
- 奶油

做法●①南瓜去皮，略切後蒸熟。

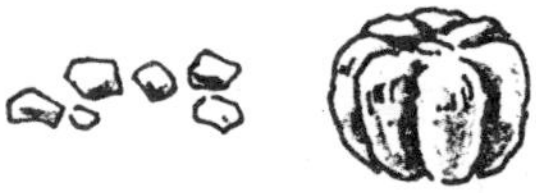

②用奶油慢炒小麥粉，加入牛乳、荳蔻、鹽、胡椒，做成白色調味汁。

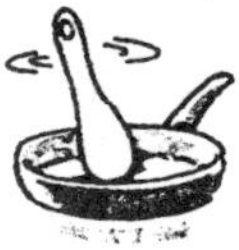

③蒸熟的南瓜搗碎以後，加上白色調味汁。

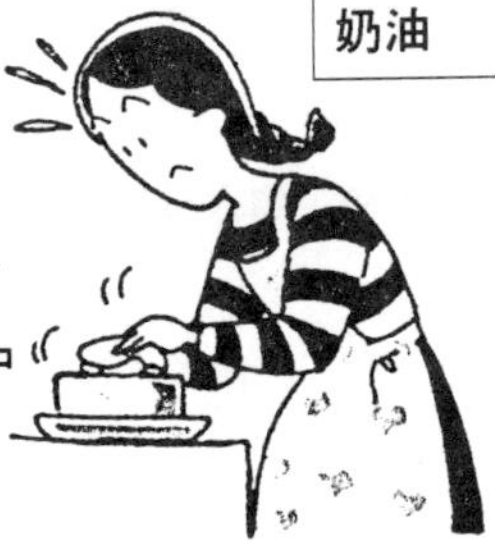

④蘑菇切碎，加入湯中。

⑤煮好以後，用味噌調味，盛入碗中，撒上芹菜屑。

◉**建議**：在意動脈硬化或肥胖的人，可用脫脂奶粉代替牛乳。因為味道較淡，而令人敬而遠之的脫脂，使用南瓜和味噌調味，就會充分產生甘甜味。

⑬ 綠花椰菜

談到奶汁烤菜，一般人想到的通常是馬鈴薯和通心粉。但是，綠花椰菜除了豐富的鈣質以外，也能攝取到豐富的維他命類，因此不妨列入食譜之中。奶汁烤菜是以牛乳或乳酪為基礎，所以能夠攝取到豐富的鈣質；再加上蔬菜，由於熱量較低，就能夠防止糖類的攝取過量。

●材料●

綠花椰菜
洋葱
玉蕈
牛乳
小麥粉
乳酪粉
麵包粉
奶油

做法●①綠花椰菜分成小瓣煮熟。

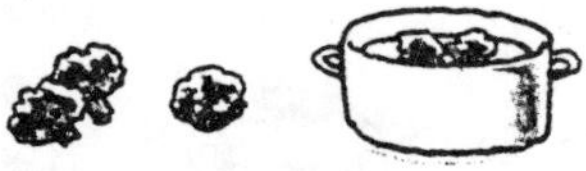

②用奶油拌炒切碎的洋葱、玉蕈。

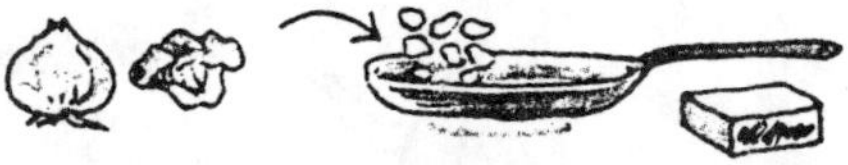

③用牛乳、奶油、小麥粉做成白色調味汁。

④白色調味汁拌蔬菜類，撒上鹽、胡椒調味。

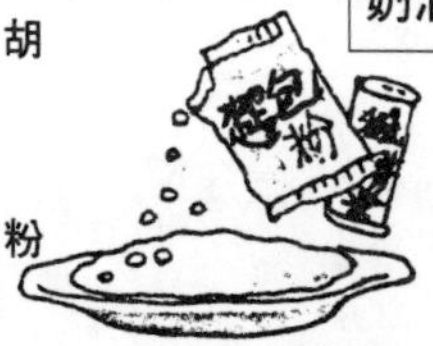

⑤在烤盤中，放入材料，撒上乳酪粉。

⑥放入烤盤中，烤至上面焦黃即可。

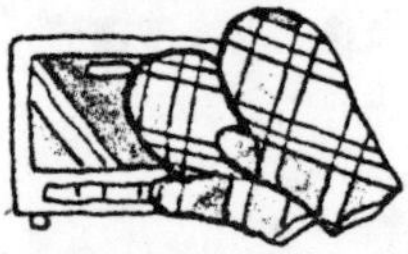

◉**建議**：綠花椰菜是含有豐富鈣質的黃綠色蔬菜。但是，除了綠花椰菜以外，蕪菁、蘆筍、芹菜、花菜等，也是適合用來做奶汁烤菜的蔬菜。

⑭ 柚子香漬蕪菁

蕪菁青色的葉子部分含有許多鈣質成分，所以葉子勿丟棄，要能充分利用。如果立刻醃漬，葉子不會太辣，而且維他命的損失較少，鹽分也較少。此外，當成基礎的柚子皮中所含的檸檬酸等，能刺激腸胃，有助於鈣質的吸收。

●材料●

- 蕪菁
- 蕪菁葉
- 胡蘿蔔
- 柚子

做法● ①蕪菁先削成薄片，葉子充分洗淨。用水略燙以後，切成小段，用鹽揉捏，擱置一旁。

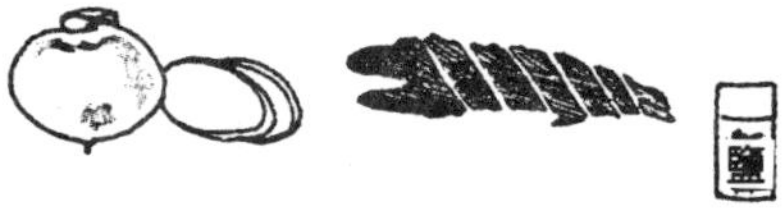

②胡蘿蔔配合蕪菁的大小，切成半月形。

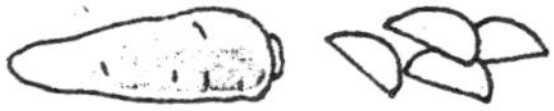

③柚子皮切絲。

④以上的材料撒上鹽，放入醃漬菜的容器中，壓上重石，醃漬30分鐘就可以吃了。

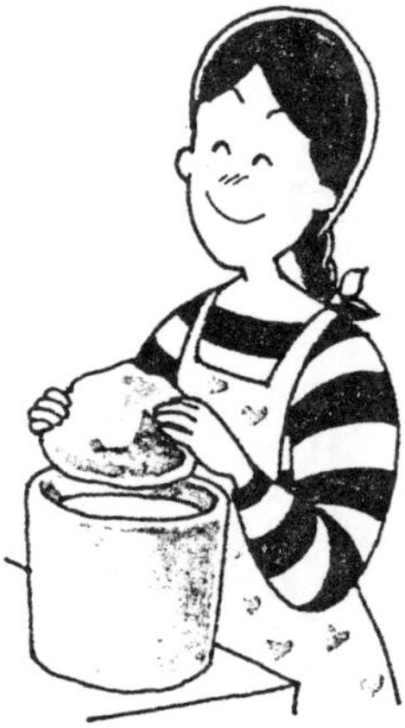

⑮ 烤什錦菜

烤什錦菜是收集廚房中剩餘的蔬菜來烤，做法相當簡單。不必豪華的材料。任何家中都會準備的高麗菜、牛乳、蛋、蝦乾等，都可以做成烤什錦菜，擁有速食品遠不及的維他命和鈣質。

●材料●

小麥粉
牛乳
蝦乾
高麗菜
烏賊
蛤仔
葱
綠紫菜
雞蛋
調味醬及其他

做法●①蝦乾撒上少許醋或檸檬汁。

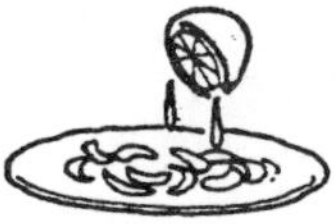

②小麥粉與牛乳等量混合。

③打入1個蛋，撒上鹽、胡椒。

④在切好的材料中，加入切好的高麗菜、魷魚、蝦乾，迅速調拌。

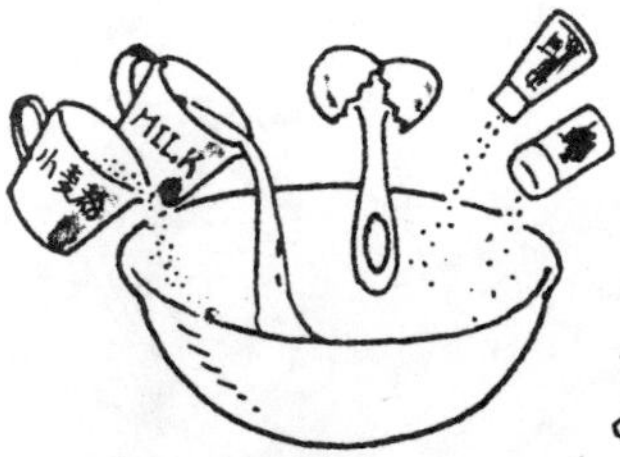

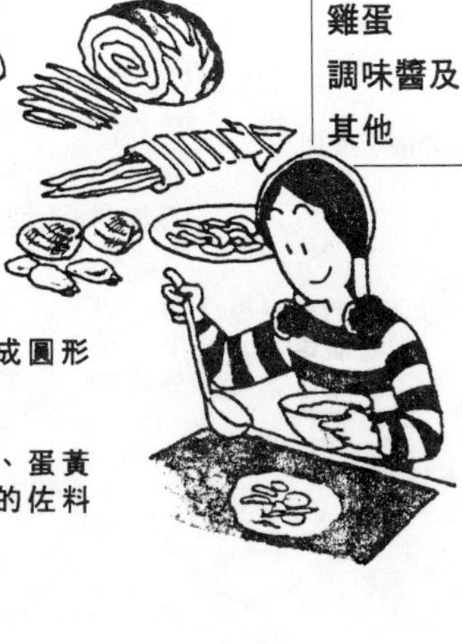

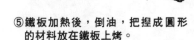

⑤鐵板加熱後，倒油，把捏成圓形的材料放在鐵板上烤。

⑥材料熟透以後，沾調味醬、蛋黃醬、綠紫菜等，自己喜歡的佐料來吃。

⑯ 五目油炸豆腐包壽司

如果說紫菜卷的鈣質含量與油炸豆腐包壽司相比，以後者的鈣質含量較多，相信各位一定會感到很驚訝。要再增添豐富的營養，則塞在豆腐中的飯，再多加一些含有維他命成分與纖維質的物質，當成便當的食譜，也非常理想，會予人耳目一新之感。

●材料●
油炸豆腐包
米
昆布
乾香菇
竹筍
芝麻
醬油
砂糖
酒

做法●①用昆布高湯煮飯。

②香菇、胡蘿蔔煮過以後切絲。

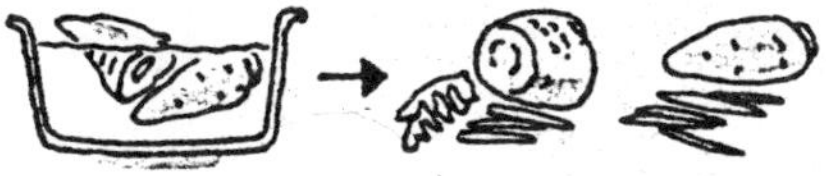

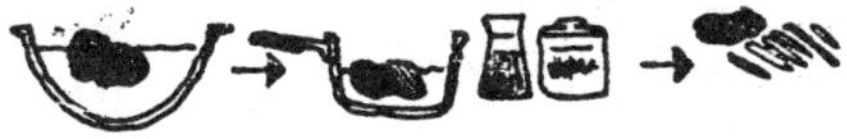

③用醬油和砂糖煮乾香菇，冷卻後切成絲。

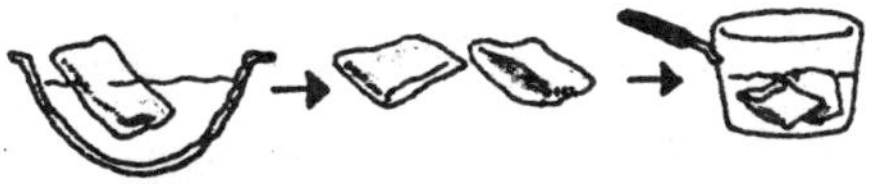

④用滾水煮油炸豆腐包，開其口，再用高湯、醬油、砂糖、酒一起煮。

⑤煮好的飯混入煮鍋的蔬菜，再撒上許多芝麻粉。

⑥油炸豆腐包冷卻以後，塞入加入蔬菜的飯。

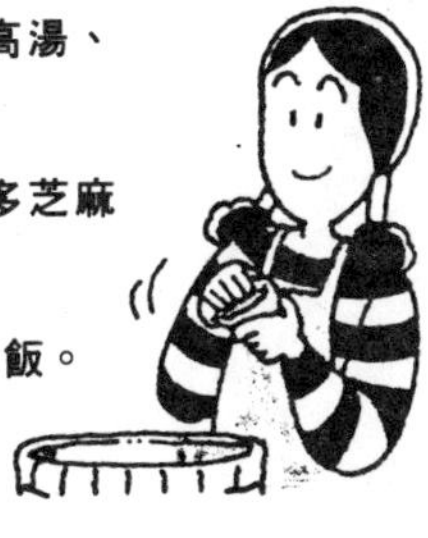

⑰ 炸高野豆腐

即使是含有高鈣食品的豆腐，也許大家早已厭倦了夏天涼拌，冬天煮湯的方式。而且，容易破碎，很難用來做菜，也是豆腐的缺點，那麼，使用不易破碎的高野豆腐，是很好的菜單。油炸高野豆腐也是美味的菜餚。

●材料●

高野豆腐
乳酪
洋蔥
麵包粉
蛋
芹菜
小麥粉
檸檬汁

做法●①高野豆腐浸泡還原，較厚的部分事先切割一下。

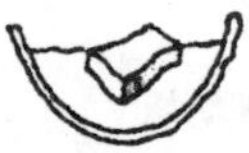

②用少量的砂糖和醬油煮高野豆腐，擰乾水氣。

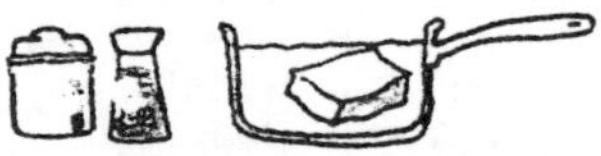

③放入切成薄片的洋蔥與乳酪，依序沾小麥粉、蛋汁、麵包粉，用油炸。

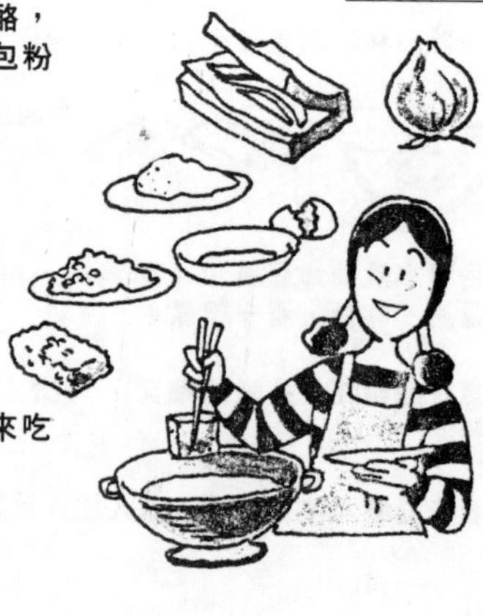

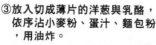

④撒上芹菜，只淋上檸檬汁來吃。

⑱ 豆腐沙拉

馬鈴薯中所含的糖類會降低鈣質的吸收。但是，如果使用豆腐來取代，會使糖類的含量減少。再加上使用脫脂奶所製造的鬆軟白乾酪，更能擁有低熱量、高蛋白的料理。

●材料●

- 豆腐
- 鬆軟白乾酪
- 芝麻
- 生菜
- 蘿蔔芽
- 蛋黃醬

做法●①豆腐用竹卷夾住，去除水分。

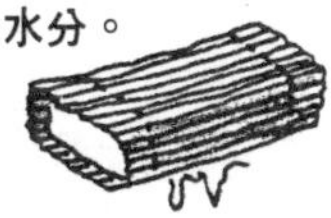

②用研鉢研碎芝麻，混入豆腐、鬆軟白乾酪一起調拌。

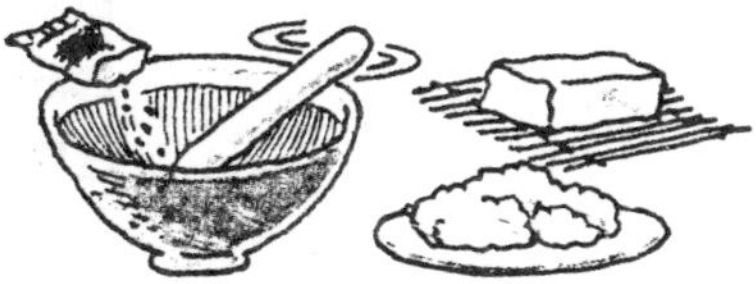

③混好之後，加入蛋黃醬，使其黏稠。

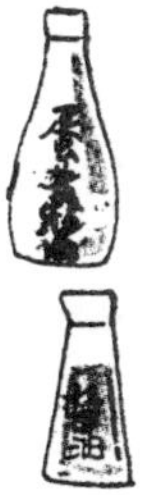

④隨個人的喜好，加入玉米、洋葱屑、酸黃瓜等，滴上數滴醬油。

⑤洗淨的生菜舖在盤中，其上倒入豆腐沙拉，再舖上蘿蔔芽。

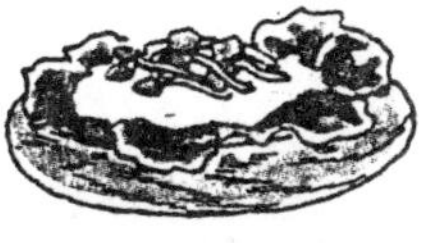

◎**建議**：芝麻一定要充分研磨過的，否則維他命E、B_1、鈣質仍然包在較硬的種皮中，會迅速通過體內，無法吸收。

⑲ 酪蛋酒

感到焦躁，夜晚無法成眠的時候……，利用溫熱的洋酒加些牛奶，你覺得如何呢？酒精能夠鎮定焦躁的神經，蛋對胃也會有好的影響，能夠使人充滿睡意。與其睡不著，在枕邊猛喝威士忌，還不如選擇對腸胃較好的飲料。

●材料●
雞蛋
砂糖
牛乳
白乳
白蘭地
荳蔻

做法●①砂糖放入蛋中，打至起泡（火必像做蛋糕一般地，打至起泡）。

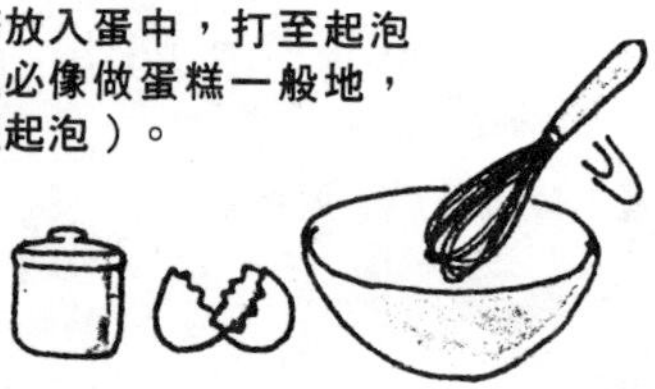

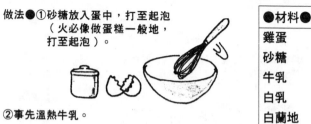

②事先溫熱牛乳。

③杯中倒入白蘭地和蛋汁，其上倒上熱牛乳。

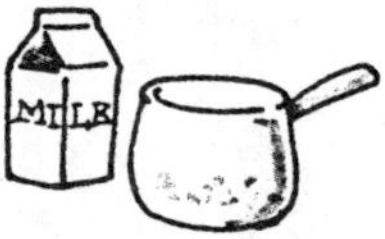

④略微混合以後，撒上肉桂與荳蔻。

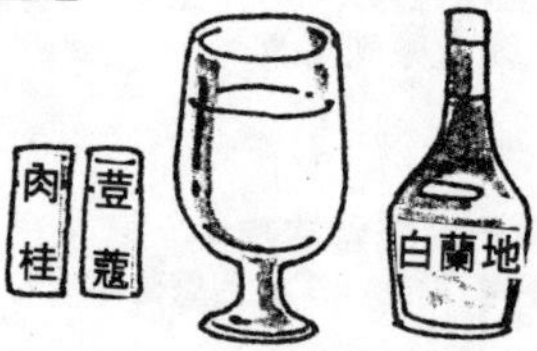

◉**建議**：雖說是「熱牛奶」，但並非煮滾的牛奶，否則一旦倒入杯中，會使雞蛋變硬。加熱過度，會使蛋白質與鈣質分離，變成膜。因此，溫度只維持在60～65度即可。以吸收效率而言，這也是最合理的方法。

⑳ 乳酪火鍋

溶解的乳酪加在麵包中來吃，可以充分攝取到鈣質。如果要做成乳酪火鍋來吃，可以使用含有維他命與纖維的蔬菜來代替麵包。這時，不要忘了使用蕈類，才能有效引出乳酪中的鈣質。

●材料●

溶化的乳酪
馬鈴薯
蘑菇
綠花椰菜
檸檬
葡萄酒
大蒜

做法●①馬鈴薯、綠花椰菜略煮，切成適當的大小（蘑菇可以維持原狀，或是用奶油略微炒過）。

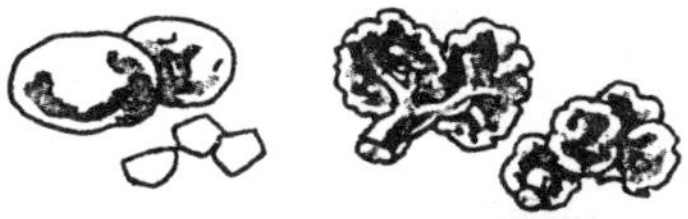

②厚鍋中，放入少量的蒜屑。

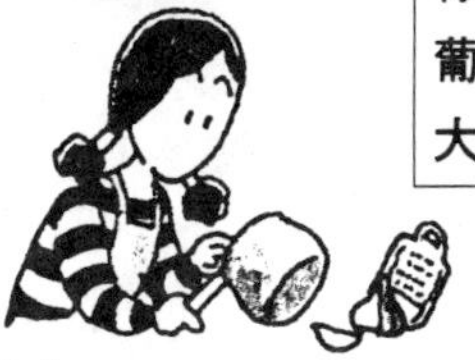

③將溶化的乳酪與白酒放入鍋中，再用小火煮溶。

④蔬菜串成一串，一邊沾溶解在鍋中的乳酪，一邊食用。在吃以前，可以淋上檸檬汁。

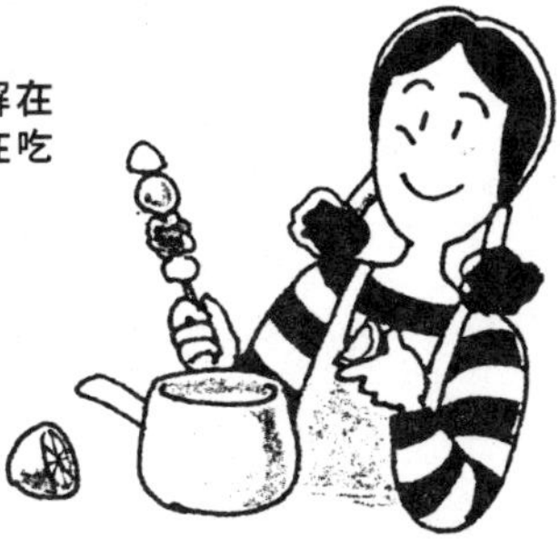

㉑ 方便早餐

提到方便早餐，很多人都會使用玉米片等食品。大多是盒子裡倒出來以後，再淋上牛奶來吃。可是，如果把牛奶改成酸乳酪，即使是不喝牛乳的人，也不要緊了。可以利用容易吸收糖分的水果來增加甜味。有時候，放入堅果類，能夠補充維他命E。

●材料●

- 玉米片
- 可可粉
- 葡萄乾
- 杏仁
- 肉桂
- 酸乳酪
- 香蕉

做法●①杏仁、葡萄乾切碎。

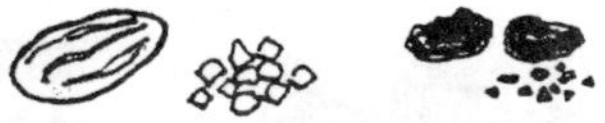

②在盤中撒上玉米片、葡萄乾、杏仁。

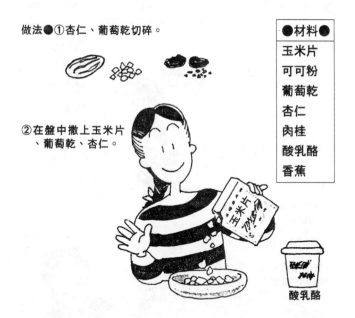

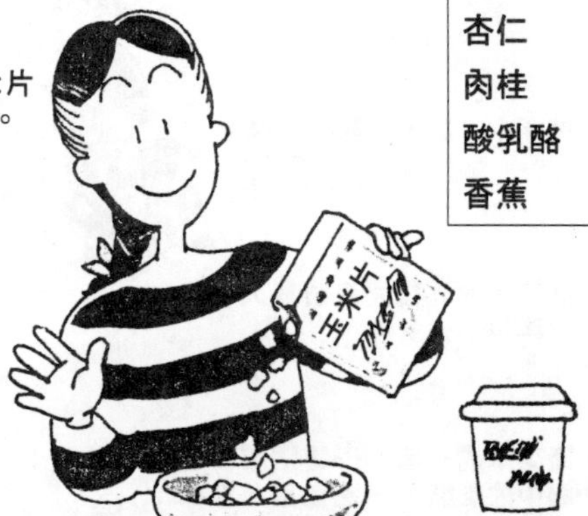

酸乳酪

③在吃以前，倒入酸乳酪，如果想要一些甜味，可以加上蜂蜜再吃。

㉒

杏仁飲料

為了吸收鈣質，每天至少要喝1瓶牛乳。但是，有的人卻無法喝牛乳。這些人可以使用粉末狀的杏仁，就能夠毫無抵抗地使牛乳喝起來非常美味。杏仁不只是有鈣質，而且也有維他命，具有一石二鳥的功效。為了美容，最好喝一杯杏仁飲料。

●材料●
杏仁粉
蜂蜜
牛乳
肉桂

做法●①牛乳中，放入杏仁粉、蜂蜜，用搖酒器充分搖晃。

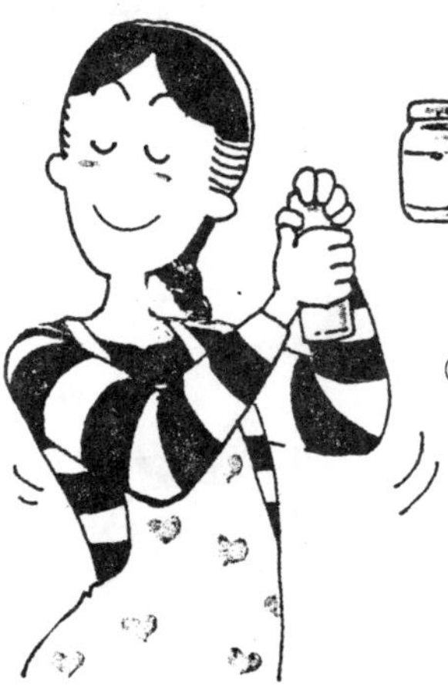

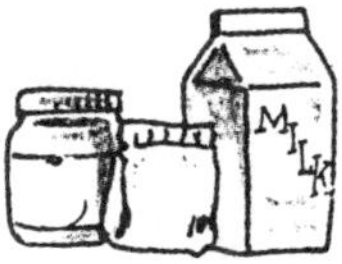

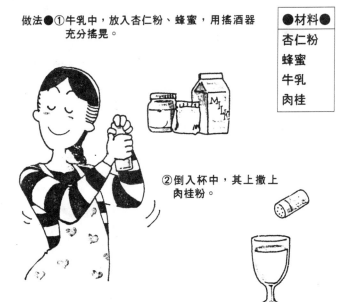

②倒入杯中，其上撒上肉桂粉。

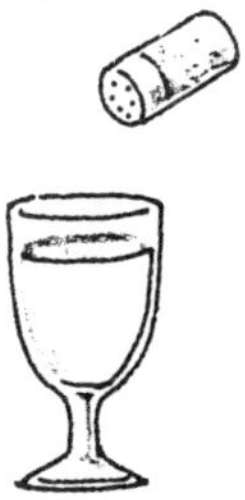

◉**建議**：夏天冰冷再喝，冬天溫熱了再喝，都非常美味。可使用含鈣質較多的黑砂糖，來取代蜂蜜，就能夠吸收到更多的鈣質了。配合各人的喜好，可以滴幾滴白蘭地或威士忌酒，酒具有鎮靜效果，也可以成為夜晚無法成眠時的最佳睡前酒。

㉓

金平式蒟蒻

蒟蒻用滾水略燙過，就能夠去除特有的臭味，是含有鈣質的低熱量食品，可以煮、涼拌，廣泛地予以利用。

●材料●

蒟蒻
沙拉油
七味辣椒
醬油
高湯

做法●①用擀麵棍拍打煮過的蒟蒻，拉長至數倍的長度。

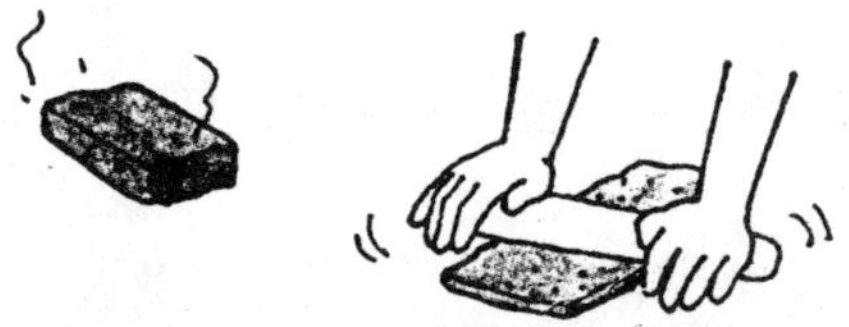

②切成適當大小，充分炒至水分完完去除為止。

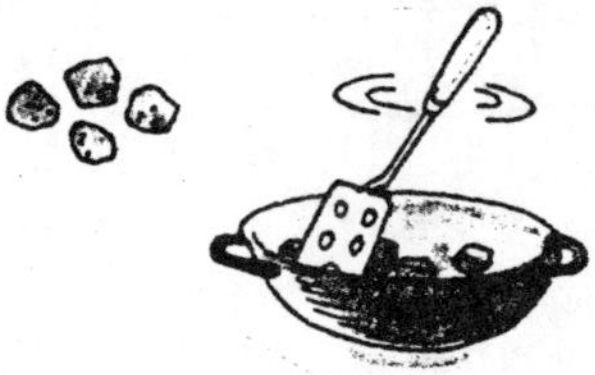

③撒上少量的七味辣椒，用高湯、醬油調味，炒至汁收乾為止。

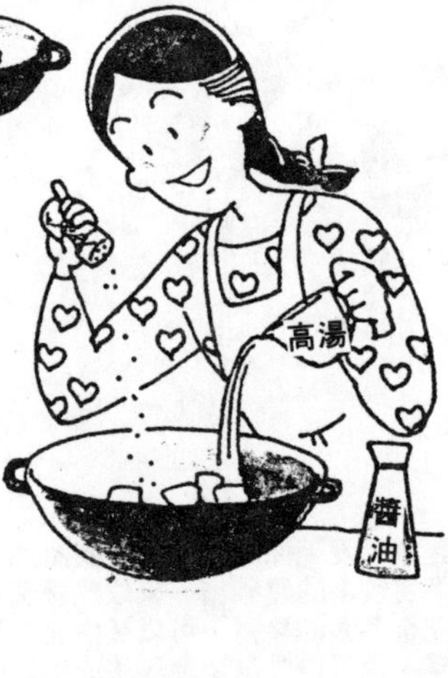

㉔

牛乳雜燴

牛乳與菠菜雜燴加入香菇，有助於鈣質的吸收。再加入蛋，老少都愛吃。

●材料●

- 飯
- 雞肉
- 乾香菇
- 胡蘿蔔
- 菠菜
- 雞蛋
- 牛乳

做法●①乾香菇用水浸泡還原。

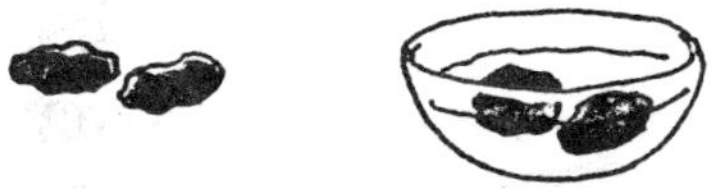

②雞肉、乾香菇、胡蘿蔔切碎。

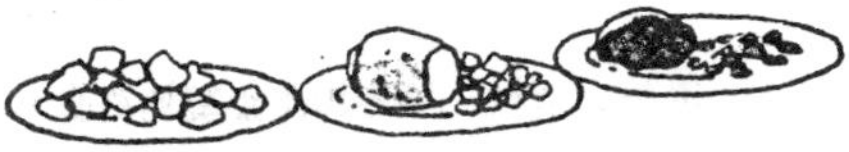

③在厚鍋中放入材料，加入水，直至煮軟為止。

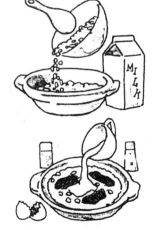

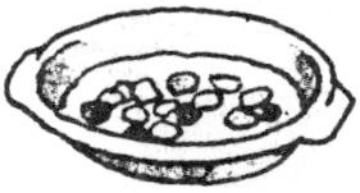

④加入用水沖洗過，去除黏分的飯，以及牛乳一起煮。

⑤煮至飯柔軟以後，用鹽和胡椒調味，撒上菠菜，倒入蛋汁。

㉕ 味噌拌豆腐

鈣質含量較多的豆腐和白魚一起吃，吃起來非常爽口。蘿蔔泥不會傷胃，是很適合老年人的食物。

●材料●
豆腐
蘿蔔
白魚
香菜

做法●①用布包裹豆腐，用較輕的重石壓於其上，以去除水分。

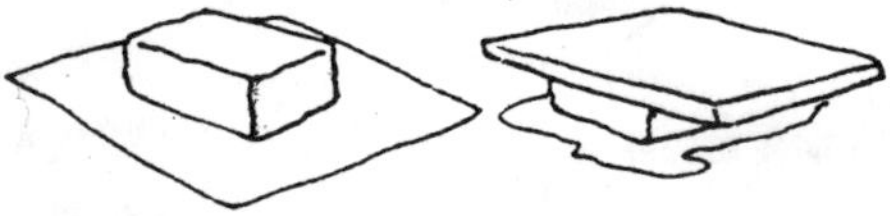

②豆腐切成一口的大小，撒上太白粉，用油炸至金黃色為止。

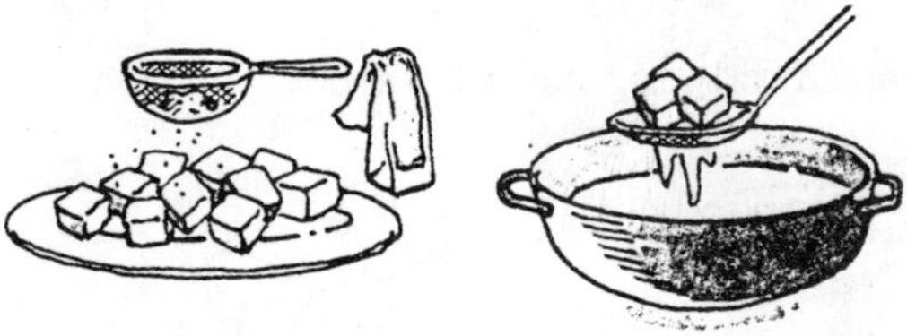

③蘿蔔泥和用水略燙過的白魚，以及充分洗淨、切碎，撒上鹽，揉捏過的香菜充分調拌。

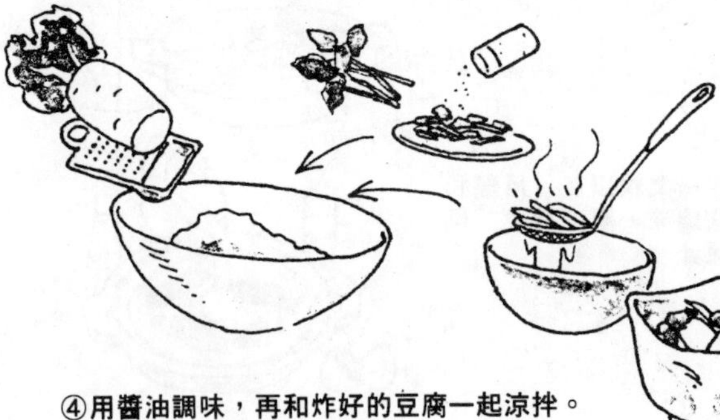

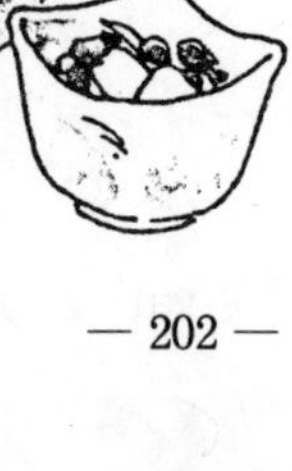

④用醬油調味，再和炸好的豆腐一起涼拌。

㉖

小松菜魚板煮櫻蝦

小松菜等黃綠色蔬菜不只是含有維他命，還含有鈣質等豐富的礦物質。尤其小松菜的鈣質含量很多。不論季節，隨時都可以買到，價格便宜，可使用於各種材料中。

●材料●
小松菜
魚板
櫻蝦
雞蛋
高湯
醬油
砂糖

做法●①小松菜略燙以後，去除水分，切成一口的大小。

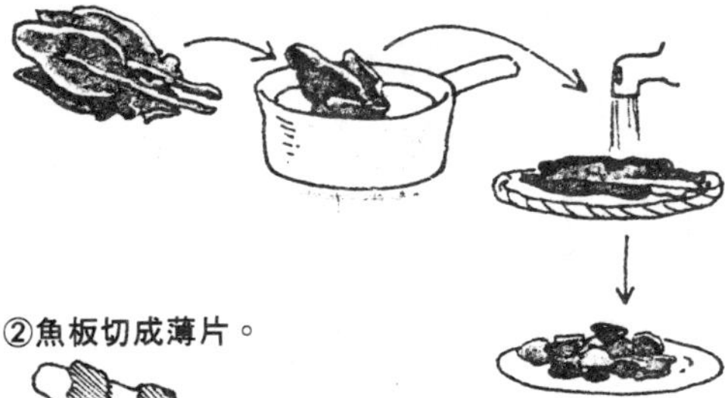

②魚板切成薄片。

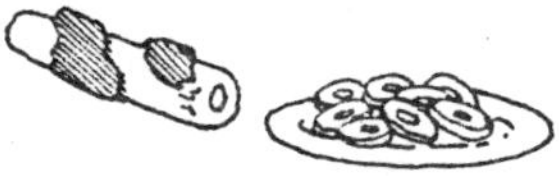

③櫻蝦用滾水略燙，撈起。

④以上的材料放入鍋中，再把打散的蛋汁由外朝內，以劃圓的方式倒入。

⑤蓋上蓋子用小火煮1分鐘。待蛋黃凝固，蛋白稍微柔軟以後就熄火。

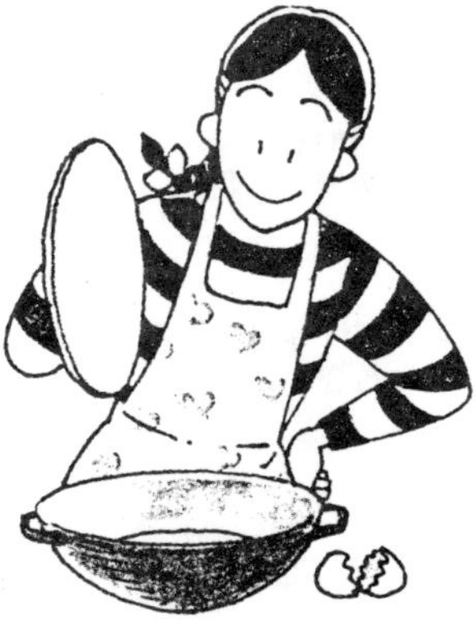

㉗ 醋漬若鷺

經常為人所捨棄的魚骨，卻是鈣質的寶庫。沙丁魚、若鷺等小魚，以及沙丁魚乾等，含有豐富的鈣質，可以連魚骨一起吃。

●材料●
冷凍若鷺
洋蔥
胡蘿蔔
青椒
法式沙拉醬

做法●①洋蔥浸泡在水中，然後撈起，瀝乾水分。青椒切成薄圓片，胡蘿蔔切絲備用。

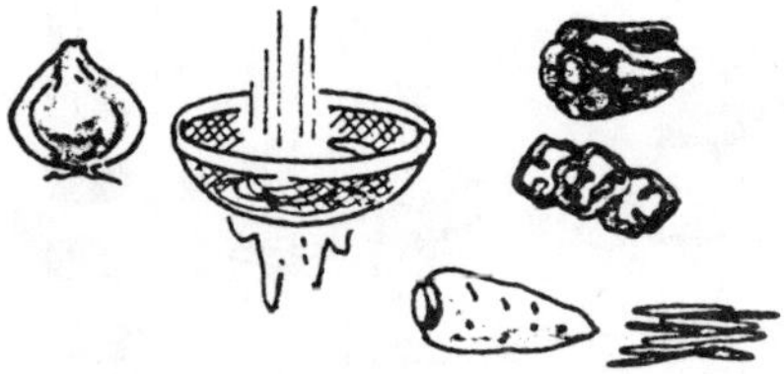

②冷凍若鷺解凍以後，撒上鹽、胡椒、小麥粉，用油炸。

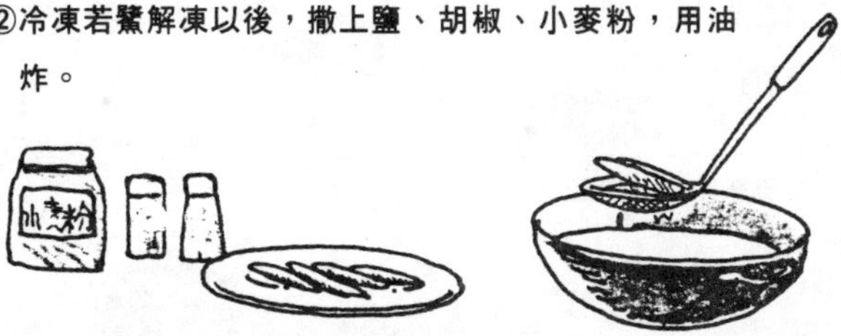

③在略深的器皿中，排好炸過的若鷺，鋪上準備好的蔬菜。

④淋上醋、沙拉油、鹽、胡椒製成的法式沙拉醬。

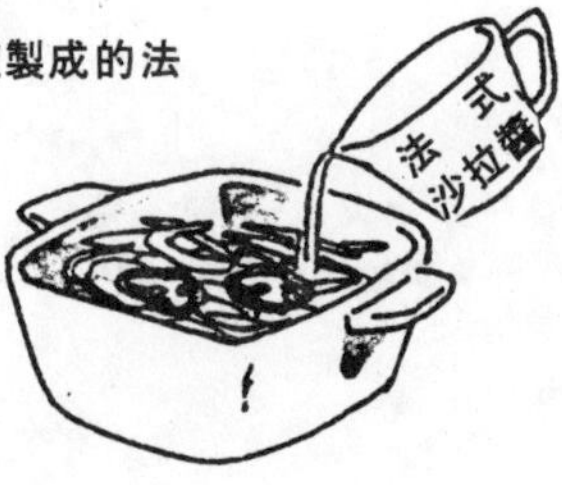

㉘

香蕉牛奶凍

使用應時水果的美味果凍。包括鈣質在內，蛋白質、維他命的含量也很豐富，因此事先做好，當成早餐來吃，也很方便。我本身在夏天時，也會以香蕉牛奶凍來當早餐。

●材料●

- 牛乳
- 香蕉
- 明膠粉
- 乳酪塊
- 草莓
- 桃子
- 柑橘等
- 應時水果
- 砂糖或蜂蜜

做法●①明膠粉用倍量的水浸泡，擱置4～5分鐘。

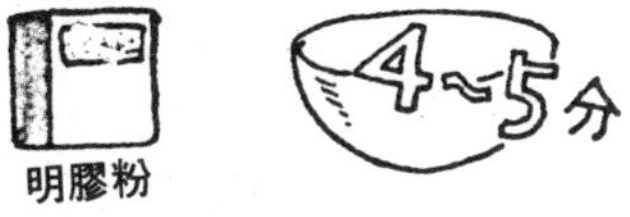

②鍋中放入牛乳，加入砂糖或蜂蜜，以及明膠，充分煮溶。

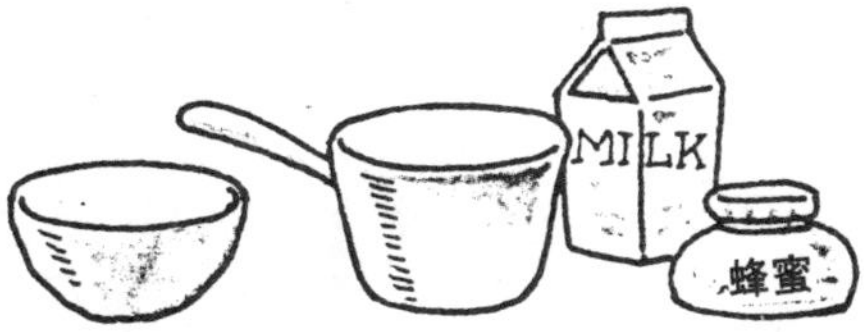

③放入削皮，切成薄片的香蕉等應時的水果，以及乳酪塊，充分調拌。

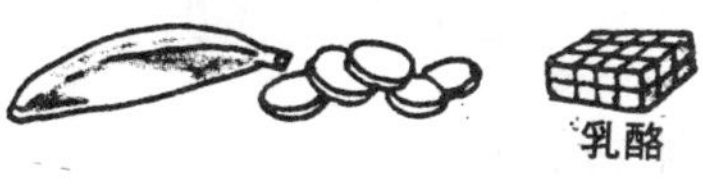

④放入模型中，置於冰箱中冷卻，使其凝固。

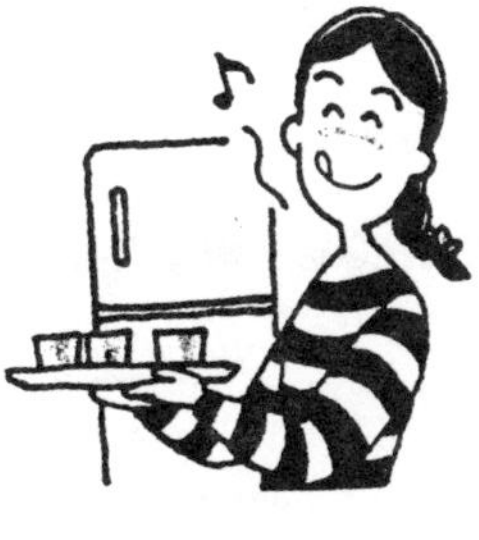

㉙ 乳酪煮甘薯

舖成好幾層的乳酪與甘薯，再加上蘋果的味道，就更美味了。那滋味會令你難忘，老少都愛食用。乳酪、牛乳再加上甘薯，含有豐富的鈣質。

●材料●

牛乳
乳酪
甘薯
蘋果
砂糖
白蘭地
葡萄乾

做法●①在深鍋中放入牛乳，其中排列連皮一起蒸熟，切成圓片的甘薯。

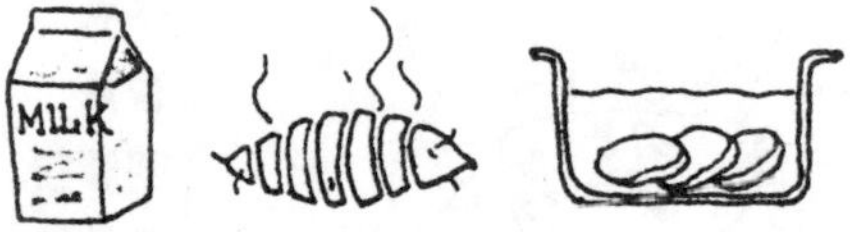

②其上舖上乳酪（或是乳酪粉），再撒上厚厚的葡萄乾。

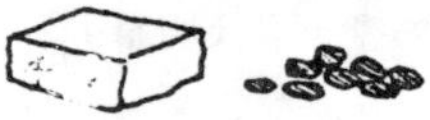

③再舖上削皮，切成薄片的蘋果。

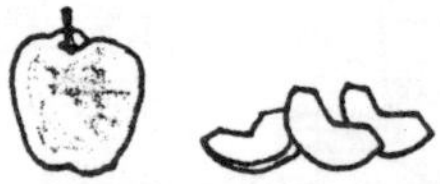

④以同樣的方式，依序一層層地往上舖甘薯、乳酪、蘋果，加入砂糖或蜂蜜，以文火煮熟，加入少量的鹽。

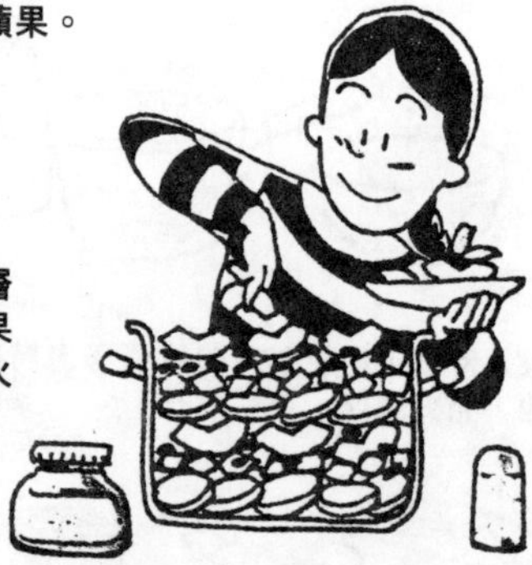

⑤做好以後，視個人的喜好，撒上白蘭地。

㉚ 酸乳酪沙拉

酸乳酪是屬於乳酸鈣的狀態，因此吸收良好。但是，有的人無法每天飲用，為了補充維他命，如果採用酸乳酪沙拉的方式，相信吃起來不會厭倦。

●材料●

酸乳酪
香焦
蘋果
罐頭鳳梨
罐頭橘子
葡萄乾
檸檬

做法●①削皮的蘋果分成6等分，切成薄片，浸泡在鹽水中。

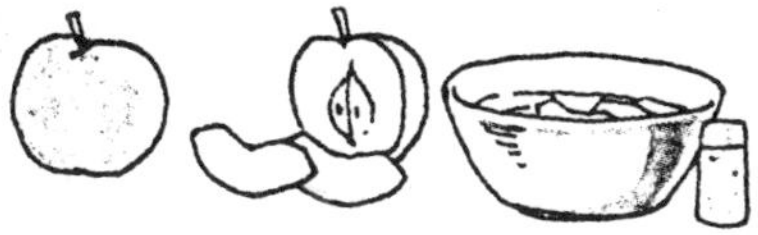

②以溫水浸泡葡萄乾。

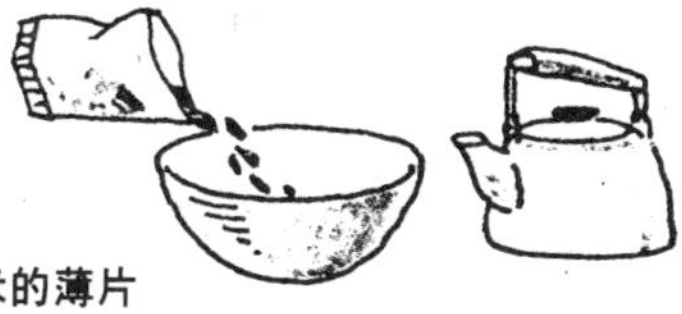

③香蕉切成5毫米的薄片，淋上檸檬汁。

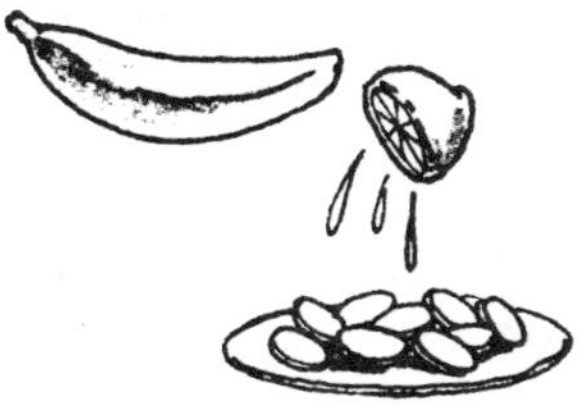

④鳳梨罐頭去汁，每1片切6等分。

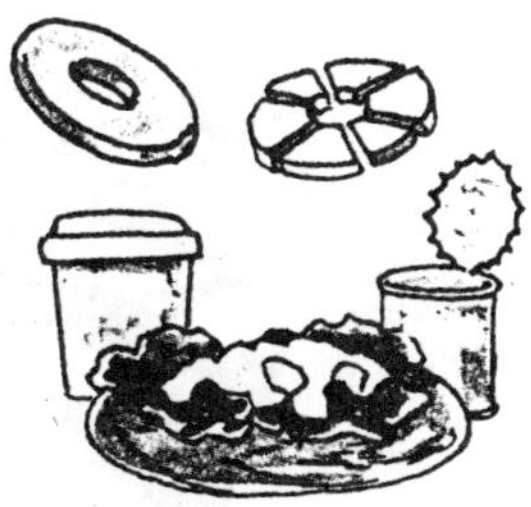

⑤用酸乳酪涼拌去除汁液的柑橘與其他材料，放在沙拉碗中。

㉛ 夢幻飲料

能夠輕易攝取到美味鈣質的飲料。不喜歡喝牛奶的人也可以喝，由於鈣質能夠鎮靜神經，所以夜晚無法成眠時飲用，就可以熟睡。

●材料●

牛乳
酸乳酪
蜂蜜
白蘭地

做法●①充分搖勻牛乳和酸乳酪以後，視個人的喜好加入蜂蜜。

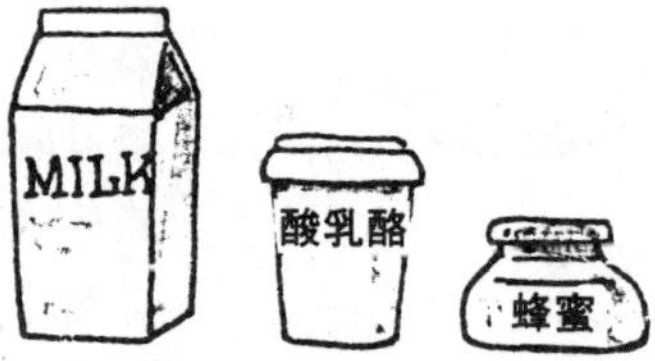

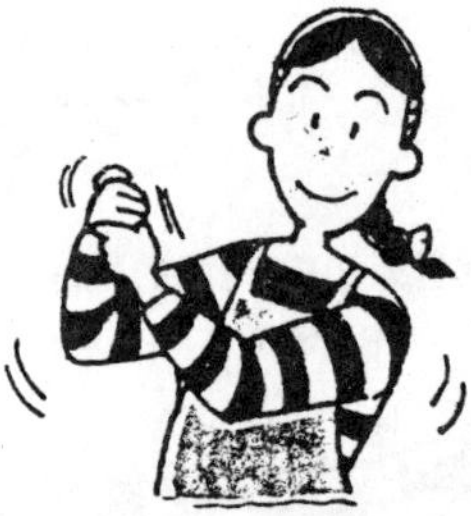

②喜歡喝酒的人，可以滴數滴白蘭地或威士忌，無法成眠的人，可以當成很好的睡前酒來飲用。

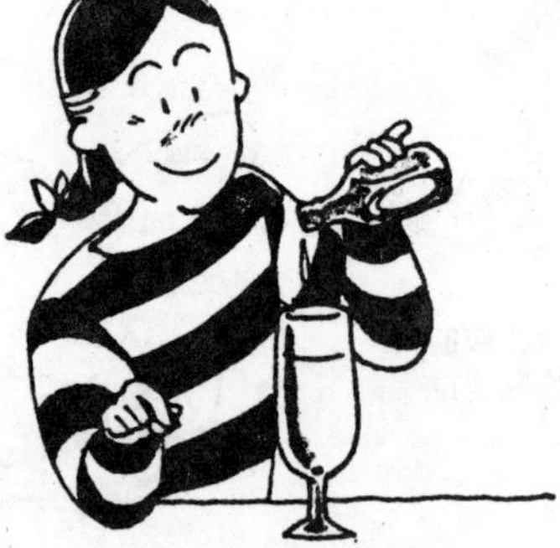

㉜ 裙帶菜湯

烤肉店中，經常會有裙帶菜湯，能夠去除油膩的烤肉味道。同時，也能攝取到裙帶菜的食物纖維，是很好的組合食品。放入裙帶菜湯中的芝麻，更是非常好的營養食品，含有豐富的良質蛋白質、脂肪，以及鈣、鐵等。

●材料●

- 裙帶菜
- 芝麻
- 高湯
- 醬油
- 胡椒

做法●①裙帶菜充分洗淨，用水浸泡還原，切成一口的大小。

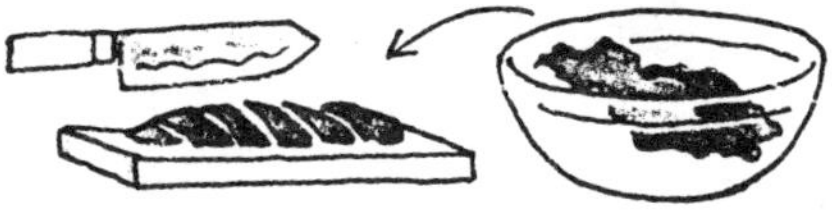

②芝麻充分炒過以後，用研缽研碎。

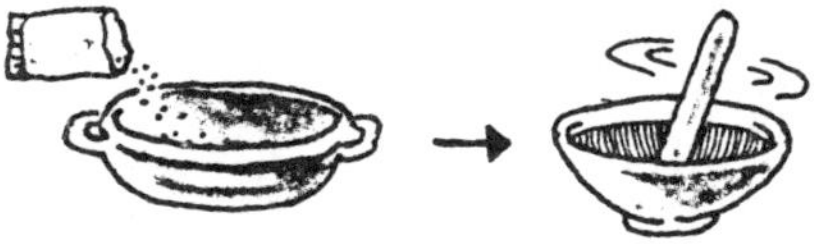

③鍋中放入裙帶菜，加入高湯去煮。

④依序用鹽、胡椒、醬油調味，熄火後，撒上芝麻。

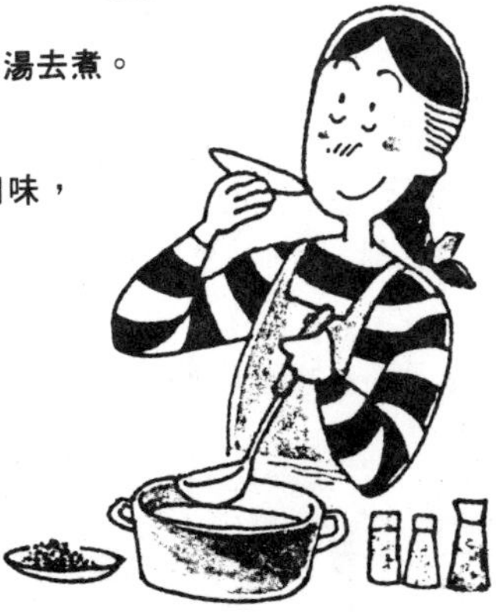

㉝ 芝麻涼拌羊栖菜沙丁魚乾

羊栖菜和沙丁魚乾的鈣質，再加上芝麻的維他命E、亞油酸等，吃起來非常美味。芝麻的外殼較硬，很難消化，所以一定先用研鉢研碎，再撒在食物上。

●材料●
羊栖菜
沙丁魚乾
小黃瓜
沙拉油
醋
白芝麻
醬油

做法●①羊栖菜充分洗淨，浸泡在水中，柔軟之後，用少量的醬油一起煮。

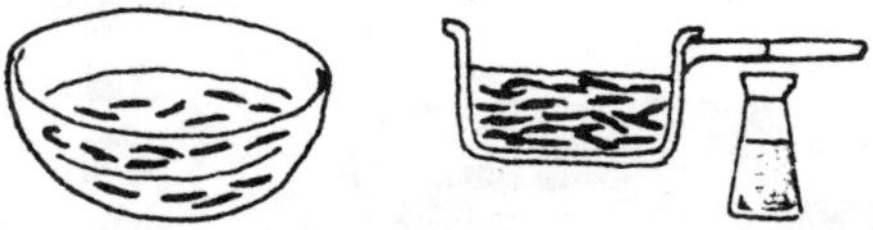

②沙丁魚乾用滾水燙過。

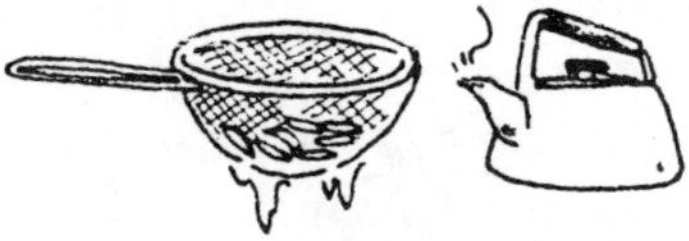

③小黃瓜切成3公分的長絲狀，浸泡在鹽水中，泡軟之後，再用水洗淨，略微擠乾。

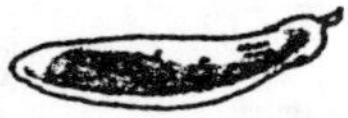

④沙拉油、醋、醬油、鹽調拌成調味汁。

⑤所有材料一起涼拌，撒上白芝麻。

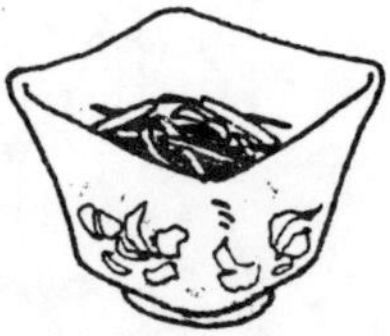

◉**建議**：用芹菜、土當歸、高麗菜等，代替小黃瓜來使用。

㉞ 八番卷昆布

含鈣、鉀較多的昆布和含有維他命A較多的胡蘿蔔，再加上牛蒡和葫蘆乾的食物纖維，能夠成為成人病預防食品。量豐富，但是熱量較少，能夠預防肥胖。如果能夠加上當成保存食品的鯡魚，以及含有食物纖維、礦物質、鈣質源的昆布一起組合，就是更好的健康食品了。

●材料●

昆布
鯡魚
葫蘆乾
牛蒡
胡蘿蔔
醬油
米酒
砂糖

做法●①牛蒡、胡蘿蔔和鯡魚用昆布卷起，再用葫蘆乾打結。

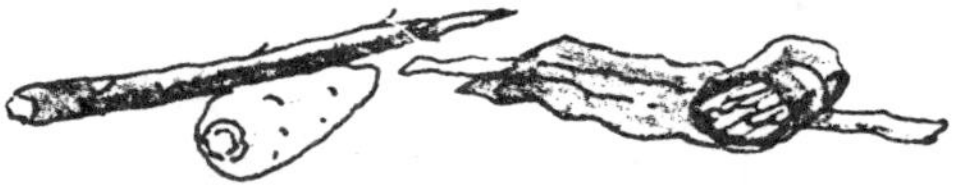

②高湯中，加入少量的米酒、醬油、砂糖，煮好以後，儘可能把口味調得清淡些，然後再加入昆布卷一起煮。

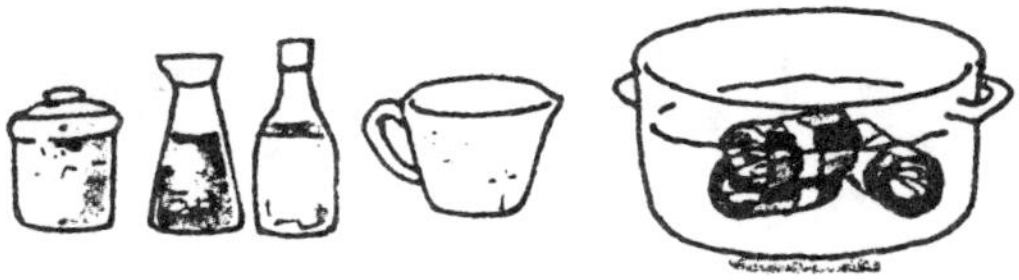

③煮軟以後，切成圓片盛盤。依照個人的喜好，可以撒上芝麻或薑屑一起吃。

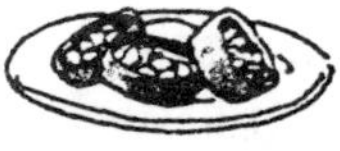

㉟ 自家製紫菜佃煮

含有豐富鈣、鐵、維他命A、B_1、B_2、烟酸、維他命C的優良佃煮食品，在自宅中就可以製作。不過，要控制鹽分的攝取。

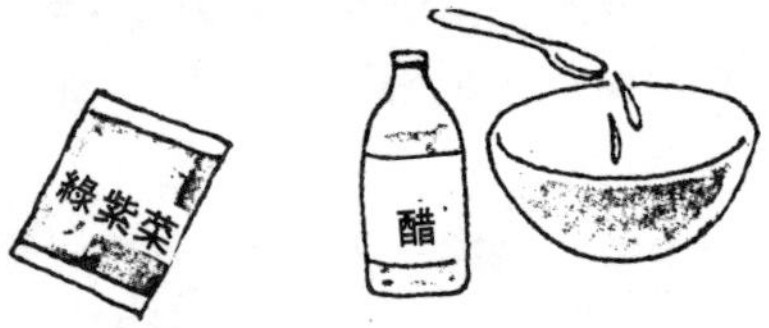

●材料●
綠紫菜
紫菜
醋
高湯
米酒
醬油
花椒
砂糖

做法●①綠紫菜淋上醋，擱置一旁，直到柔軟為止。

②高湯中，放入米酒、醬油、砂糖，再放入綠紫菜和紫菜，，加入花椒調味，用小火煮。

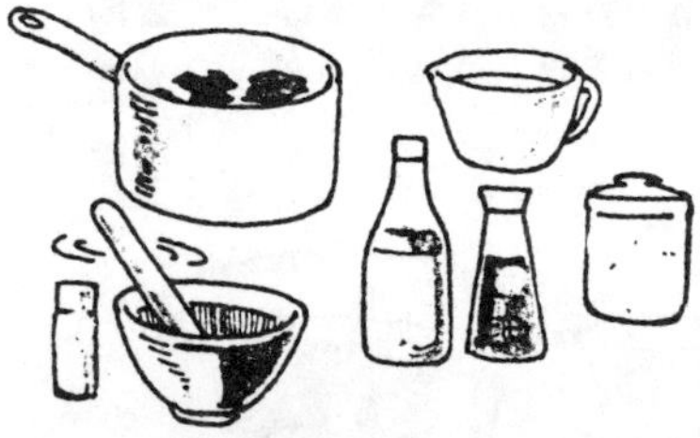

③煮好之後的佃煮放在冰箱中保存，在吃飯的時候，可以隨時拿出來當配菜。

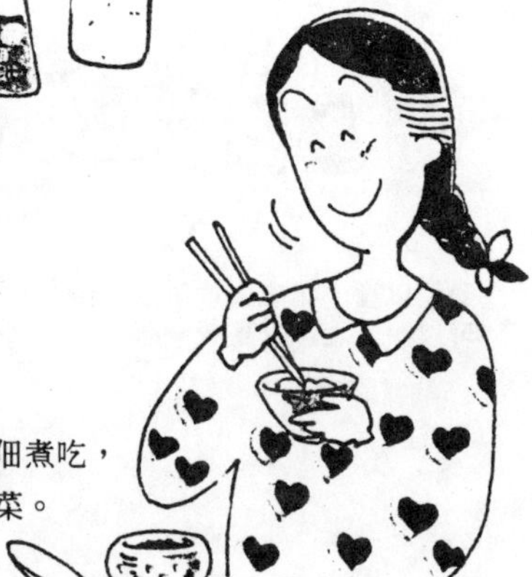

◉建議：小黃瓜切成棒狀，沾佃煮吃，可以當成很好的下酒菜。

㊱ 芽株湯汁

使用裙帶菜的芽株，就可以攝取到豐富的鈣質、維他命A、B_1、B_2、烟酸，以及食物纖維。

●材料●
裙帶菜芽株
秋葵
昆布

做法●①做昆布高湯，隨個人的喜好調味，但是口味要儘可能煮得清淡些，才能品嚐到裙帶的美味。

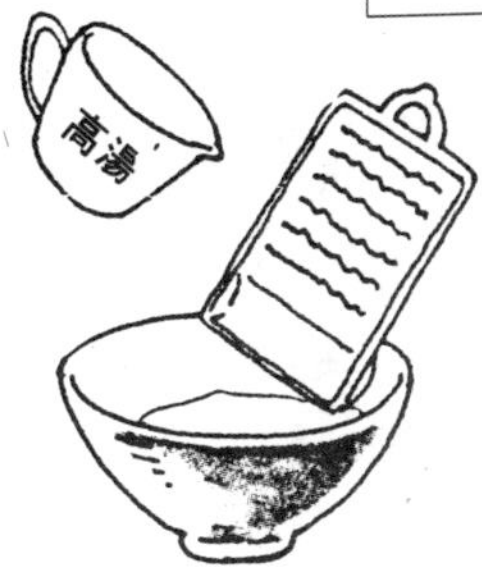

②用擦板擦碎芽株，做成湯汁狀。

③用高湯調拌，舖上切成圓片的秋葵，可淋在飯上一起吃。

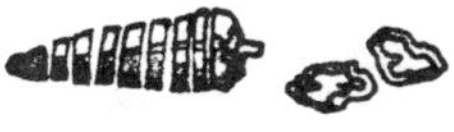

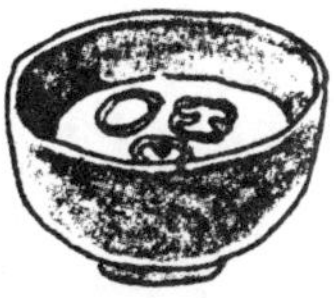

◉**建議**：芽株切絲，沾醋醬油來吃，味道也很好。

㊲ 炒煮羊栖菜

自古以來，羊栖菜料理就是為人所熟知的料理。羊栖菜與大豆製品一起煮，能夠拜皂角苷之賜，而變得柔軟，更容易入味。以營養觀點來看，都含有豐富的鈣質和鐵，是適合兒童和女性的料理。

●材料●

- 羊栖菜
- 油豆腐塊
- 四季豆
- 沙拉油
- 砂糖
- 醬油

做法●①羊栖菜充分洗淨，用水浸泡還原。

②油豆腐塊用滾水略燙，去除油分，切成1公分的方塊。

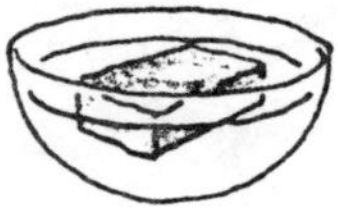

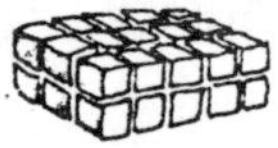

③四季豆用加入鹽的沸水略煮以後，切成長2公分的長絲。

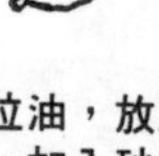

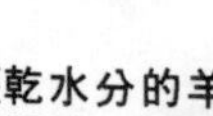

④在煎鍋中熱沙拉油，放入瀝乾水分的羊栖菜和油豆腐塊略炒，加入砂糖和醬油一起煮。

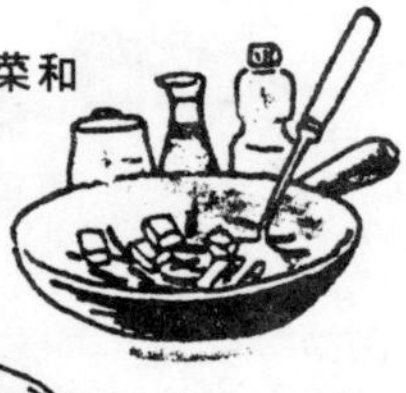

⑤煮好以後，加入四季豆，煮滾以後熄火。

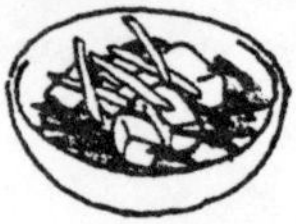

38

裙帶菜涼拌梅肉小魚乾

小魚乾和裙帶菜能攝取到豐富的鈣質。除此以外，裙帶菜還含有豐富的維他命A，小魚乾中含有許多烟酸，加上能夠消除疲勞的大量有機酸的梅肉與涼拌，就能夠建立強壯的骨骼，是適合兒童食用的料理。不過，梅乾的鹽分較多，儘可能減少使用量，秘訣在於添上檸檬。

●材料●
裙帶菜
小魚乾
梅乾

做法●①裙帶菜用水浸泡還原，切成容易吃的大小。

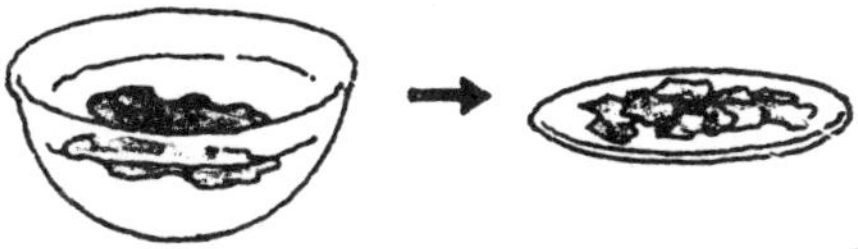

②小魚乾放入濾網中，用滾水略燙。

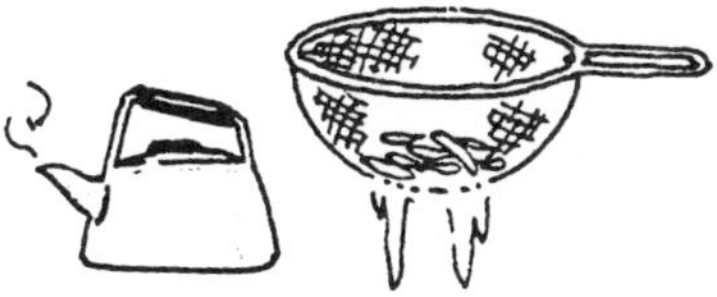

③梅乾去子，切碎。

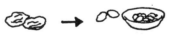

④材料充分混合，添加1塊檸檬。

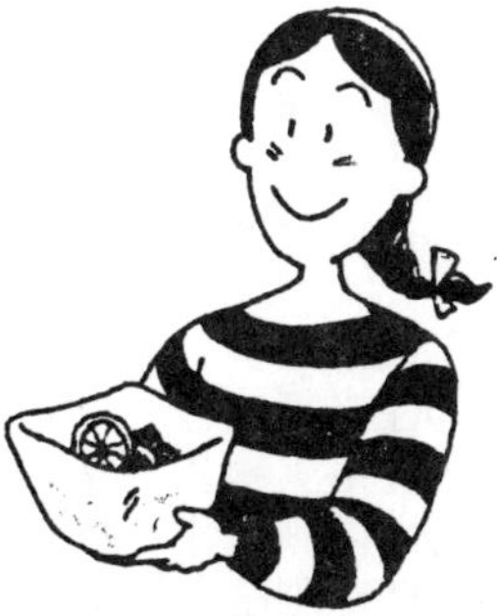

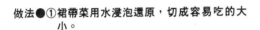

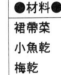

◉**建議**：有的小孩不喜歡吃帶有酸味的食物。這時，可以用蛋黃醬涼拌小魚乾與裙帶菜。添加切成厚片的檸檬較好。

大展出版社有限公司	圖書目錄
地址：台北市北投區11204 致遠一路二段12巷1號 郵撥： 0166955～1	電話：(02) 8236031 8236033 傳眞：(02) 8272069

・法律專欄連載・電腦編號 58

台大法學院 法律學系／策劃
法律服務社／編著

①別讓您的權利睡著了[1] 200元
②別讓您的權利睡著了[2] 200元

・秘傳占卜系列・電腦編號 14

①手相術	淺野八郎著	150元
②人相術	淺野八郎著	150元
③西洋占星術	淺野八郎著	150元
④中國神奇占卜	淺野八郎著	150元
⑤夢判斷	淺野八郎著	150元
⑥前世、來世占卜	淺野八郎著	150元
⑦法國式血型學	淺野八郎著	150元
⑧靈感、符咒學	淺野八郎著	150元
⑨紙牌占卜學	淺野八郎著	150元
⑩ＥＳＰ超能力占卜	淺野八郎著	150元
⑪猶太數的秘術	淺野八郎著	150元
⑫新心理測驗	淺野八郎著	150元

・趣味心理講座・電腦編號 15

①性格測驗１	探索男與女	淺野八郎著	140元
②性格測驗２	透視人心奧秘	淺野八郎著	140元
③性格測驗３	發現陌生的自己	淺野八郎著	140元
④性格測驗４	發現你的真面目	淺野八郎著	140元
⑤性格測驗５	讓你們吃驚	淺野八郎著	140元
⑥性格測驗６	洞穿心理盲點	淺野八郎著	140元
⑦性格測驗７	探索對方心理	淺野八郎著	140元
⑧性格測驗８	由吃認識自己	淺野八郎著	140元
⑨性格測驗９	戀愛知多少	淺野八郎著	140元

⑩性格測驗10　由裝扮瞭解人心　淺野八郎著　140元
⑪性格測驗11　敲開內心玄機　淺野八郎著　140元
⑫性格測驗12　透視你的未來　淺野八郎著　140元
⑬血型與你的一生　淺野八郎著　140元
⑭趣味推理遊戲　淺野八郎著　140元

•婦幼天地•電腦編號16

①八萬人減肥成果　黃靜香譯　150元
②三分鐘減肥體操　楊鴻儒譯　150元
③窈窕淑女美髮秘訣　柯素娥譯　130元
④使妳更迷人　成　玉譯　130元
⑤女性的更年期　官舒妍編譯　160元
⑥胎內育兒法　李玉瓊編譯　120元
⑦早產兒袋鼠式護理　唐岱蘭譯　200元
⑧初次懷孕與生產　婦幼天地編譯組　180元
⑨初次育兒12個月　婦幼天地編譯組　180元
⑩斷乳食與幼兒食　婦幼天地編譯組　180元
⑪培養幼兒能力與性向　婦幼天地編譯組　180元
⑫培養幼兒創造力的玩具與遊戲　婦幼天地編譯組　180元
⑬幼兒的症狀與疾病　婦幼天地編譯組　180元
⑭腿部苗條健美法　婦幼天地編譯組　150元
⑮女性腰痛別忽視　婦幼天地編譯組　150元
⑯舒展身心體操術　李玉瓊編譯　130元
⑰三分鐘臉部體操　趙薇妮著　120元
⑱生動的笑容表情術　趙薇妮著　120元
⑲心曠神怡減肥法　川津祐介著　130元
⑳內衣使妳更美麗　陳玄茹譯　130元
㉑瑜伽美姿美容　黃靜香編著　150元
㉒高雅女性裝扮學　陳珮玲譯　180元
㉓蠶糞肌膚美顏法　坂梨秀子著　160元
㉔認識妳的身體　李玉瓊譯　160元
㉕產後恢復苗條體態　居理安•芙萊喬著　200元
㉖正確護髮美容法　山崎伊久江著　180元

•青春天地•電腦編號17

①A血型與星座　柯素娥編譯　120元
②B血型與星座　柯素娥編譯　120元
③O血型與星座　柯素娥編譯　120元
④AB血型與星座　柯素娥編譯　120元

⑤青春期性教室	呂貴嵐編譯	130元
⑥事半功倍讀書法	王毅希編譯	130元
⑦難解數學破題	宋釗宜編譯	130元
⑧速算解題技巧	宋釗宜編譯	130元
⑨小論文寫作秘訣	林顯茂編譯	120元
⑪中學生野外遊戲	熊谷康編著	120元
⑫恐怖極短篇	柯素娥編譯	130元
⑬恐怖夜話	小毛驢編譯	130元
⑭恐怖幽默短篇	小毛驢編譯	120元
⑮黑色幽默短篇	小毛驢編譯	120元
⑯靈異怪談	小毛驢編譯	130元
⑰錯覺遊戲	小毛驢編譯	130元
⑱整人遊戲	小毛驢編譯	120元
⑲有趣的超常識	柯素娥編譯	130元
⑳哦！原來如此	林慶旺編譯	130元
㉑趣味競賽100種	劉名揚編譯	120元
㉒數學謎題入門	宋釗宜編譯	150元
㉓數學謎題解析	宋釗宜編譯	150元
㉔透視男女心理	林慶旺編譯	120元
㉕少女情懷的自白	李桂蘭編譯	120元
㉖由兄弟姊妹看命運	李玉瓊編譯	130元
㉗趣味的科學魔術	林慶旺編譯	150元
㉘趣味的心理實驗室	李燕玲編譯	150元
㉙愛與性心理測驗	小毛驢編譯	130元
㉚刑案推理解謎	小毛驢編譯	130元
㉛偵探常識推理	小毛驢編譯	130元
㉜偵探常識解謎	小毛驢編譯	130元
㉝偵探推理遊戲	小毛驢編譯	130元
㉞趣味的超魔術	廖玉山編著	150元
㉟趣味的珍奇發明	柯素娥編著	150元

•健康天地•電腦編號18

①壓力的預防與治療	柯素娥編譯	130元
②超科學氣的魔力	柯素娥編譯	130元
③尿療法治病的神奇	中尾良一著	130元
④鐵證如山的尿療法奇蹟	廖玉山譯	120元
⑤一日斷食健康法	葉慈容編譯	120元
⑥胃部強健法	陳炳崑譯	120元
⑦癌症早期檢查法	廖松濤譯	130元
⑧老人痴呆症防止法	柯素娥編譯	130元

⑨松葉汁健康飲料	陳麗芬編譯	130元
⑩揉肚臍健康法	永井秋夫著	150元
⑪過勞死、猝死的預防	卓秀貞編譯	130元
⑫高血壓治療與飲食	藤山順豐著	150元
⑬老人看護指南	柯素娥編譯	150元
⑭美容外科淺談	楊啟宏著	150元
⑮美容外科新境界	楊啟宏著	150元
⑯鹽是天然的醫生	西英司郎著	140元
⑰年輕十歲不是夢	梁瑞麟譯	200元
⑱茶料理治百病	桑野和民著	180元
⑲綠茶治病寶典	桑野和民著	150元
⑳杜仲茶養顏減肥法	西田博著	150元
㉑蜂膠驚人療效	瀨長良三郎著	150元
㉒蜂膠治百病	瀨長良三郎著	150元
㉓醫藥與生活	鄭炳全著	160元
㉔鈣聖經	落合敏著	180元
㉕大蒜聖經	木下繁太郎著	160元

•實用女性學講座•電腦編號 19

①解讀女性內心世界	島田一男著	150元
②塑造成熟的女性	島田一男著	150元

•校 園 系 列•電腦編號 20

①讀書集中術	多湖輝著	150元
②應考的訣竅	多湖輝著	150元
③輕鬆讀書贏得聯考	多湖輝著	150元
④讀書記憶秘訣	多湖輝著	150元
⑤視力恢復！超速讀術	江錦雲譯	160元

•實用心理學講座•電腦編號 21

①拆穿欺騙伎倆	多湖輝著	140元
②創造好構想	多湖輝著	140元
③面對面心理術	多湖輝著	140元
④偽裝心理術	多湖輝著	140元
⑤透視人性弱點	多湖輝著	140元
⑥自我表現術	多湖輝著	150元
⑦不可思議的人性心理	多湖輝著	150元
⑧催眠術入門	多湖輝著	150元

⑨責罵部屬的藝術　多湖輝著　150元
⑩精神力　多湖輝著　150元
⑪厚黑說服術　多湖輝著　150元
⑫集中力　多湖輝著　150元
⑬構想力　多湖輝著　150元
⑭深層心理術　多湖輝著　160元
⑮深層語言術　多湖輝著　160元
⑯深層說服術　多湖輝著　180元

•超現實心理講座•電腦編號22

①超意識覺醒法　詹蔚芬編譯　130元
②護摩秘法與人生　劉名揚編譯　130元
③秘法！超級仙術入門　陸　明譯　150元
④給地球人的訊息　柯素娥編著　150元
⑤密教的神通力　劉名揚編著　130元
⑥神秘奇妙的世界　平川陽一著　180元

•養生保健•電腦編號23

①醫療養生氣功　黃孝寬著　250元
②中國氣功圖譜　余功保著　230元
③少林醫療氣功精粹　井玉蘭著　250元
④龍形實用氣功　吳大才等著　220元
⑤魚戲增視強身氣功　宮　嬰著　220元
⑥嚴新氣功　前新培金著　250元
⑦道家玄牝氣功　張　章著　200元
⑧仙家秘傳袪病功　李遠國著　160元
⑨少林十大健身功　秦慶豐著　180元
⑩中國自控氣功　張明武著　220元

•社會人智囊•電腦編號24

①糾紛談判術　清水增三著　160元
②創造關鍵術　淺野八郎　150元
③觀人術　淺野八郎　180元

•精選系列•電腦編號25

①毛澤東與鄧小平　渡邊利夫等著　280元

・心 靈 雅 集・電腦編號 00

①禪言佛語看人生	松濤弘道著	180元
②禪密教的奧秘	葉逯謙譯	120元
③觀音大法力	田口日勝著	120元
④觀音法力的大功德	田口日勝著	120元
⑤達摩禪106智慧	劉華亭編譯	150元
⑥有趣的佛教研究	葉逯謙編譯	120元
⑦夢的開運法	蕭京凌譯	130元
⑧禪學智慧	柯素娥編譯	130元
⑨女性佛教入門	許俐萍譯	110元
⑩佛像小百科	心靈雅集編譯組	130元
⑪佛教小百科趣談	心靈雅集編譯組	120元
⑫佛教小百科漫談	心靈雅集編譯組	150元
⑬佛教知識小百科	心靈雅集編譯組	150元
⑭佛學名言智慧	松濤弘道著	220元
⑮釋迦名言智慧	松濤弘道著	180元
⑯活人禪	平田精耕著	120元
⑰坐禪入門	柯素娥編譯	120元
⑱現代禪悟	柯素娥編譯	130元
⑲道元禪師語錄	心靈雅集編譯組	130元
⑳佛學經典指南	心靈雅集編譯組	130元
㉑何謂「生」　阿含經	心靈雅集編譯組	150元
㉒一切皆空　般若心經	心靈雅集編譯組	150元
㉓超越迷惘　法句經	心靈雅集編譯組	130元
㉔開拓宇宙觀　華嚴經	心靈雅集編譯組	130元
㉕真實之道　法華經	心靈雅集編譯組	130元
㉖自由自在　涅槃經	心靈雅集編譯組	130元
㉗沈默的教示　維摩經	心靈雅集編譯組	150元
㉘開通心眼　佛語佛戒	心靈雅集編譯組	130元
㉙揭秘寶庫　密教經典	心靈雅集編譯組	130元
㉚坐禪與養生	廖松濤譯	110元
㉛釋尊十戒	柯素娥編譯	120元
㉜佛法與神通	劉欣如編著	120元
㉝悟（正法眼藏的世界）	柯素娥編譯	120元
㉞只管打坐	劉欣如編譯	120元
㉟喬答摩・佛陀傳	劉欣如編著	120元
㊱唐玄奘留學記	劉欣如編譯	120元
㊲佛教的人生觀	劉欣如編譯	110元
㊳無門關（上卷）	心靈雅集編譯組	150元

㊴無門關（下卷）	心靈雅集編譯組	150元
㊵業的思想	劉欣如編著	130元
㊶佛法難學嗎	劉欣如著	140元
㊷佛法實用嗎	劉欣如著	140元
㊸佛法殊勝嗎	劉欣如著	140元
㊹因果報應法則	李常傳編	140元
㊺佛教醫學的奧秘	劉欣如編著	150元
㊻紅塵絕唱	海　若著	130元
㊼佛教生活風情	洪丕謨、姜玉珍著	220元
㊽行住坐臥有佛法	劉欣如著	160元
㊾起心動念是佛法	劉欣如著	160元

・經 營 管 理・電腦編號 01

◎創新經營六十六大計（精）	蔡弘文編	780元
①如何獲取生意情報	蘇燕謀譯	110元
②經濟常識問答	蘇燕謀譯	130元
③股票致富68秘訣	簡文祥譯	100元
④台灣商戰風雲錄	陳中雄著	120元
⑤推銷大王秘錄	原一平著	100元
⑥新創意・賺大錢	王家成譯	90元
⑦工廠管理新手法	琪　輝著	120元
⑧奇蹟推銷術	蘇燕謀譯	100元
⑨經營參謀	柯順隆譯	120元
⑩美國實業24小時	柯順隆譯	80元
⑪撼動人心的推銷法	原一平著	150元
⑫高竿經營法	蔡弘文編	120元
⑬如何掌握顧客	柯順隆譯	150元
⑭一等一賺錢策略	蔡弘文編	120元
⑯成功經營妙方	鐘文訓著	120元
⑰一流的管理	蔡弘文編	150元
⑱外國人看中韓經濟	劉華亭譯	150元
⑲企業不良幹部群相	琪輝編著	120元
⑳突破商場人際學	林振輝編著	90元
㉑無中生有術	琪輝編著	140元
㉒如何使女人打開錢包	林振輝編著	100元
㉓操縱上司術	邑井操著	90元
㉔小公司經營策略	王嘉誠著	100元
㉕成功的會議技巧	鐘文訓編譯	100元
㉖新時代老闆學	黃柏松編著	100元
㉗如何創造商場智囊團	林振輝編譯	150元

㉘十分鐘推銷術	林振輝編譯	120元
㉙五分鐘育才	黃柏松編譯	100元
㉚成功商場戰術	陸明編譯	100元
㉛商場談話技巧	劉華亭編譯	120元
㉜企業帝王學	鐘文訓譯	90元
㉝自我經濟學	廖松濤編譯	100元
㉞一流的經營	陶田生編著	120元
㉟女性職員管理術	王昭國編譯	120元
㊱ＩＢＭ的人事管理	鐘文訓編譯	150元
㊲現代電腦常識	王昭國編譯	150元
㊳電腦管理的危機	鐘文訓編譯	120元
㊴如何發揮廣告效果	王昭國編譯	150元
㊵最新管理技巧	王昭國編譯	150元
㊶一流推銷術	廖松濤編譯	150元
㊷包裝與促銷技巧	王昭國編譯	130元
㊸企業王國指揮塔	松下幸之助著	120元
㊹企業精銳兵團	松下幸之助著	120元
㊺企業人事管理	松下幸之助著	100元
㊻華僑經商致富術	廖松濤編譯	130元
㊼豐田式銷售技巧	廖松濤編譯	120元
㊽如何掌握銷售技巧	王昭國編著	130元
㊿洞燭機先的經營	鐘文訓編譯	150元
52新世紀的服務業	鐘文訓編譯	100元
53成功的領導者	廖松濤編譯	120元
54女推銷員成功術	李玉瓊編譯	130元
55ＩＢＭ人才培育術	鐘文訓編譯	100元
56企業人自我突破法	黃琪輝編著	150元
58財富開發術	蔡弘文編著	130元
59成功的店舖設計	鐘文訓編著	150元
61企管回春法	蔡弘文編著	130元
62小企業經營指南	鐘文訓編譯	100元
63商場致勝名言	鐘文訓編譯	150元
64迎接商業新時代	廖松濤編譯	100元
66新手股票投資入門	何朝乾　編	180元
67上揚股與下跌股	何朝乾編譯	180元
68股票速成學	何朝乾編譯	180元
69理財與股票投資策略	黃俊豪編著	180元
70黃金投資策略	黃俊豪編著	180元
71厚黑管理學	廖松濤編譯	180元
72股市致勝格言	呂梅莎編譯	180元
73透視西武集團	林谷燁編譯	150元

國立中央圖書館出版品預行編目資料

鈣長生寶典／落合敏著，彤雲譯，
—初版，—臺北市；大展，民84
面；　公分，—（健康天地；24）
ISBN 957-557-523-7（平裝）

1. 鈣　2. 營養

411.3　　84005315

ISBN 957-557-523-7

鈣長生寶典

原著者／落　合　敏
編譯者／彤　　雲
發行人／蔡　森　明
出版者／大展出版社有限公司
社　址／台北市北投區（石牌）致遠一路二段12巷1號
電　話／(02) 8236031・8236033
傳　眞／(02) 8272069
郵政劃撥／0166955－1
登記證／局版臺業字第2171號
承印者／國順圖書印刷公司
裝　訂／嶸興裝訂有限公司
排版者／千賓電腦打字有限公司
電　話／（02）8836052
初　版／1995年（民84年） 7月
定　價／180元

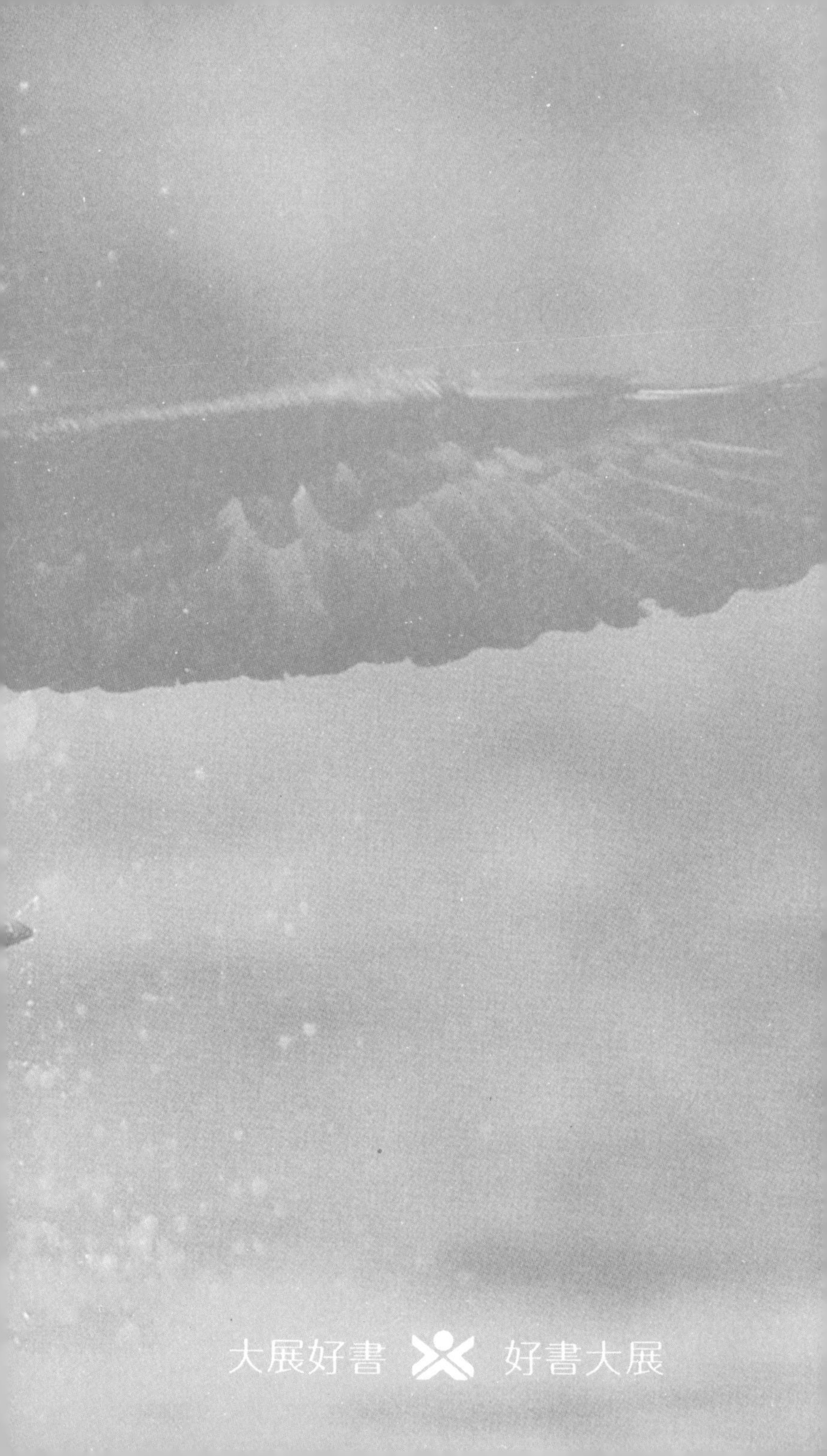
大展好書 好書大展